药性歌括四百味白话讲记 ④

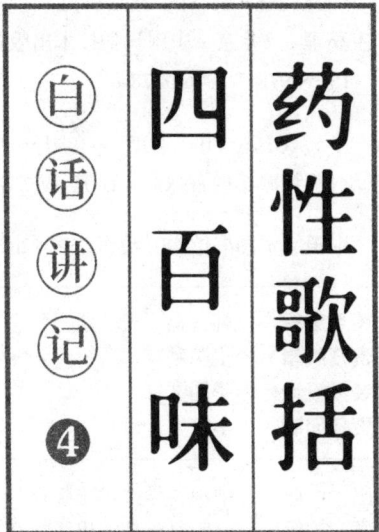

中医古籍白话普及系列

曾培杰 —— 编著
汪雪美 ——
甘金宝 —— 整理

中国科学技术出版社
·北京·

图书在版编目（CIP）数据

《药性歌括四百味》白话讲记.④/曾培杰编著；汪雪美，甘金宝整理.—北京：中国科学技术出版社，2022.4（2024.4重印）
ISBN 978-7-5046-9278-8

Ⅰ.①药… Ⅱ.①曾…②汪…③甘… Ⅲ.①中药性味②《药性歌括四百味》—研究 Ⅳ.① R285.1

中国版本图书馆 CIP 数据核字（2021）第 220313 号

策划编辑	韩　翔　于　雷
责任编辑	史慧勤
装帧设计	华图文轩
责任印制	李晓霖

出　　版	中国科学技术出版社
发　　行	中国科学技术出版社有限公司发行部
地　　址	北京市海淀区中关村南大街 16 号
邮　　编	100081
发行电话	010-62173865
传　　真	010-62179148
网　　址	http://www.cspbooks.com.cn

开　　本	889mm×1194mm　1/32
字　　数	121 千字
印　　张	9
版　　次	2022 年 4 月第 1 版
印　　次	2024 年 4 月第 2 次印刷
印　　刷	北京盛通印刷股份有限公司
书　　号	ISBN 978-7-5046-9278-8/R·2811
定　　价	26.00 元

（凡购买本社图书，如有缺页、倒页、脱页者，本社发行部负责调换）

内容提要

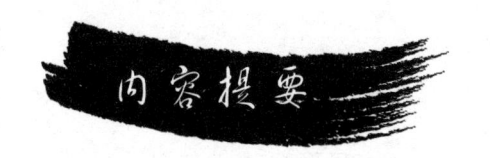

《药性歌括四百味》为明代医家龚廷贤所撰，在医药界流传颇广，影响很大，是一部深受读者欢迎的中医阐释性读物。该书以四言韵语文体，介绍了四百余味常用中药的功效和应用。内容简要，押韵和谐，便于记诵，不失为初学者的良师益友。但因成书年代久远，有些文字比较深奥，错讹之处亦属难免。鉴于此，编者以原著为依托，在无损原著的前提下，结合编者日常所遇病例，采用讲故事的形式，生动形象地讲述了各种药物的性味归经、主治及配伍方法等，轻松达到传播与教授中医文化及中草药知识的目的。本套丛书将四百余味中药划为110课，方便读者分段学习，有节奏，不枯燥。书中所举病例亦是通俗易懂，实用性强，适合于中医药工作者、中医药院校广大师生及中医药爱好者阅读参考。

前言

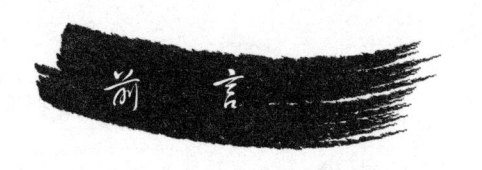

修己以敬，杏林先辈乃吾师，
视民如伤，病苦苍生皆吾子。

把患者的痛苦当成自己的痛苦，你就会奋不顾身地去研读经典，琢磨病理，谦恭讨教。

那么患者自己呢？

医生会说，把身体上的疾病交给我们，心灵上的疾病归你们管。

是的，有是病，用是药，但还有一句叫"心病还需心药医，求医不如求己"。

吃药，却天天熬夜打麻将，脉道只会越来越小。

吃药，却天天好吃懒动，身体只会越来越壅塞。

吃药，却天天郁闷忿怒怄气，脏腑精气只会耗干。

吃药，却天天上网看手机电视，腰膝只会越来越酸痛。

……

心灵上的病，要我们自己来治。

如果不重视这个问题，病只会越来越严重，痛苦只会无穷无尽！

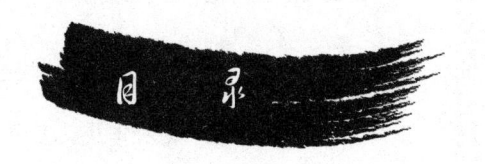

《药性歌括四百味》原文 / 001

第36课　百合、秦艽、紫菀、款冬花 / 037

　　百合味甘，安心定胆，止嗽消浮，痈疽可啖。

　　秦艽微寒，除湿荣筋，肢节风痛，下血骨蒸。

　　紫菀苦辛，痰喘咳逆，肺痈吐脓，寒热并济。

　　款花甘温，理肺消痰，肺痈喘咳，补劳除烦。

第37课　金沸草、桑皮、杏仁、乌梅 / 049

　　金沸草温，消痰止嗽，明目祛风，逐水尤妙。

　　桑皮甘辛，止嗽定喘，泻肺火邪，其功不浅。

　　杏仁温苦，风寒喘嗽，大肠气闭，便难切要。

　　乌梅酸温，收敛肺气，止渴生津，能安泻痢。

第 38 课　天花粉、瓜蒌仁、密蒙花、菊花　/ 061

　　天花粉寒，止渴祛烦，排脓消毒，善除热痰。
　　瓜蒌仁寒，宁嗽化痰，伤寒结胸，解渴止烦。
　　密蒙花甘，主能明目，虚翳青盲，服之效速。
　　菊花味甘，除热祛风，头晕目赤，收泪殊功。

第 39 课　决明子、犀牛角（代）、羚羊角（代）、龟甲　/ 075

　　决明子甘，能祛肝热，目疼收泪，仍止鼻血。
　　犀角酸寒，化毒辟邪，解热止血，消肿毒蛇。
　　羚羊角寒，明目清肝，祛惊解毒，神志能安。
　　龟甲味甘，滋阴补肾，止血续筋，更医颅囟。

第 40 课　木贼、鳖甲、桑寄生、火麻仁、山豆根　/ 085

　　木贼味甘，祛风退翳，能止月经，更消积聚。
　　鳖甲咸平，劳嗽骨蒸，散瘀消肿，祛痞除癥。
　　桑上寄生，风湿腰痛，止漏安胎，疮疡亦用。
　　火麻味甘，下乳催生，润肠通结，小水能行。

山豆根苦，疗咽肿痛，敷蛇虫伤，可救急用。

第41课　益母草、紫草、紫葳、地肤子　/　099

益母草苦，女科为主，产后胎前，生新祛瘀。
紫草咸寒，能通九窍，利水消膨，痘疹最要。
紫葳味酸，调经止痛，崩中带下，癥瘕通用。
地肤子寒，祛膀胱热，皮肤瘙痒，除热甚捷。

第42课　楝根皮、樗根、泽兰、牙皂　/　113

楝根性寒，能追诸虫，疼痛立止，积聚立通。
樗根味苦，泻痢带崩，肠风痔漏，燥湿涩精。
泽兰甘苦，痈肿能消，打仆伤损，肢体虚浮。
牙皂味辛，通关利窍，敷肿痛消，吐风痰妙。

第43课　芜荑、雷丸、胡麻、苍耳子　/　129

芜荑味辛，驱邪杀虫，痔瘘癣疥，化食除风。
雷丸味苦，善杀诸虫，癫痫蛊毒，治儿有功。
胡麻仁甘，疗肿恶疮，熟补虚损，筋壮力强。
苍耳子苦，疥癣细疮，驱风湿痹，瘙痒堪尝。

第44课　蕤仁、青葙子、谷精草、白薇　/　143

　　蕤仁味甘，风肿烂弦，热胀胬肉，眼泪立痊。

　　青葙子苦，肝脏热毒，暴发赤障，青盲可服。

　　谷精草辛，牙齿风痛，口疮咽痹，眼翳通用。

　　白薇大寒，疗风治疟，人事不知，昏厥堪却。

第45课　白蔹、青蒿、白茅根、大蓟、小蓟　/　155

　　白蔹微寒，儿疟惊痫，女阴肿痛，痈疔可啖。

　　青蒿气寒，童便熬膏，虚热盗汗，除骨蒸劳。

　　茅根味甘，通关逐瘀，止吐衄血，客热可去。

　　大小蓟苦，消肿破血，吐衄咯唾，崩漏可啜。

第46课　枇杷叶、射干、鬼箭羽、夏枯草　/　173

　　枇杷叶苦，偏理肺脏，吐秽不止，解酒清上。

　　射干味苦，逐瘀通经，喉痹口臭，痈毒堪凭。

　　鬼箭羽苦，通经堕胎，杀虫破结，驱邪除乖。

　　夏枯草苦，瘰疬瘿瘤，破癥散结，湿痹能瘳。

第47课　卷柏、马鞭草、鹤虱、白头翁　/　183

卷柏味辛，癥瘕血闭，风眩痿躄，更驱鬼疰。

马鞭味苦，破血通经，癥瘕痞块，服之最灵。

鹤虱味苦，杀虫追毒，心腹卒痛，蛔虫堪逐。

白头翁寒，散癥逐血，瘿疬疟疝，止痛百节。

第48课　旱莲草、山慈菇、榆皮、钩藤　/　195

旱莲草甘，生须黑发，赤痢堪止，血流可截。

慈菇辛苦，疔肿痈疽，恶疮瘾疹，蛇虺并施。

榆皮味甘，通水除淋，能利关节，敷肿痛定。

钩藤微寒，疗儿惊痫，手足瘛疭，抽搐口眼。

第49课　豨莶草、辛夷花、续随子、海桐皮　/　209

豨莶味苦，追风除湿，聪耳明目，乌须黑发。

辛夷味辛，鼻塞流涕，香臭不闻，通窍之剂。

续随子辛，恶疮蛊毒，通经消积，不可过服。

海桐皮苦，霍乱久痢，疳䘌疥癣，牙痛亦治。

第50课 石楠叶、大青叶、侧柏叶、槐实 / 223

  石楠藤辛，肾衰脚弱，风淫湿痹，堪为妙药。
  大青气寒，伤寒热毒，黄汗黄疸，时疫宜服。
  侧柏叶苦，吐衄崩痢，能生须眉，除湿之剂。
  槐实味苦，阴疮湿痒，五痔肿痛，止血极莽。

方药集锦 / 236

精彩回顾 / 259

后记 / 275

《药性歌括四百味》原文

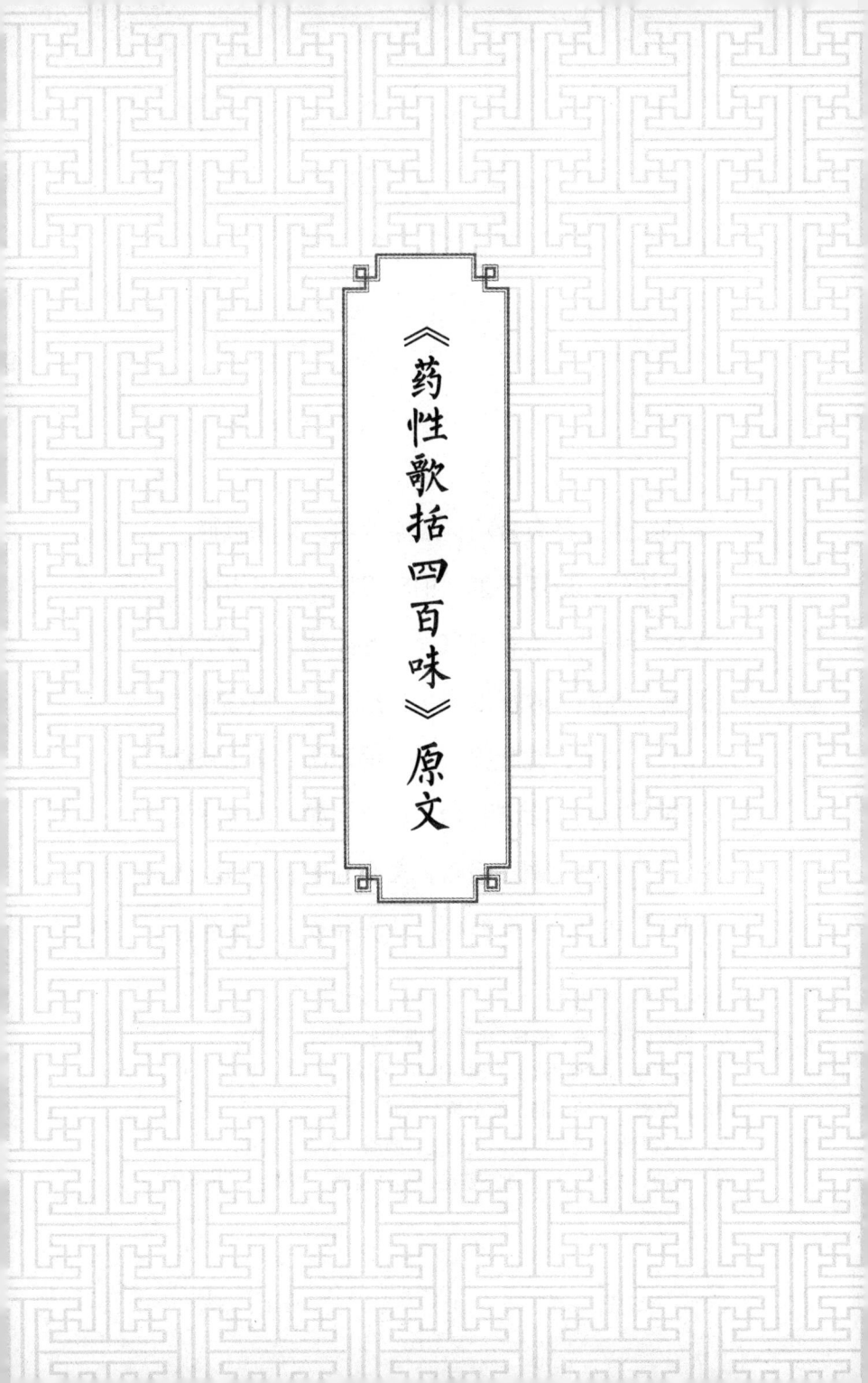

诸药之性，各有奇功，温凉寒热，补泻宜通。

君臣佐使，运用于衷，相反畏恶，立见吉凶。

人参[1]味甘，大补元气，止渴生津，调荣养卫。

黄芪[2]性温，收汗固表，托疮生肌，气虚莫少。

白术[3]甘温，健脾强胃，止泻除湿，兼祛痰痞。

茯苓[4]味淡，渗湿利窍，白化痰涎，赤通水道。

甘草[5]甘温，调和诸药，炙则温中，生则泻火。

当归[6]甘温，生血补心，扶虚益损，逐瘀生新。

---

[1] 去芦用，反藜芦。
[2] 绵软如箭干者，疮疡生用，补虚蜜水炒用。
[3] 去芦油，淘米泔水洗，薄切晒干，或陈土、壁土炒。
[4] 去黑皮，中有赤筋，要去净，不损人目。
[5] 一名国老，能解百毒，反甘遂、海藻、大戟、芫花。
[6] 酒浸，洗净切片，体肥痰盛，姜汁浸晒。身养血，尾破血，全活血。

白芍①酸寒，能收能补，泻痢腹痛，虚寒勿与。

赤芍②酸寒，能泻能散，破血通经，产后勿犯。

生地③微寒，能消湿热，骨蒸烦劳，养阴凉血。

熟地④微温，滋肾补血，益髓填精，乌须黑发。

麦门⑤甘寒，解渴祛烦，补心清肺，虚热自安。

天门⑥甘寒，肺痿肺痈，消痰止嗽，喘热有功。

黄连⑦味苦，泻心除痞，清热明眸，厚肠止痢。

黄芩⑧苦寒，枯泻肺火，子清大肠，湿热皆可。

黄柏⑨苦寒，降火滋阴，骨蒸湿热，下血堪任。

栀子⑩性寒，解郁除烦，吐衄胃痛，火降小便。

---

① 有生用者，有酒炒用者。
② 宜用生。
③ 一名苄，怀庆出者，用酒洗，竹刀切片，晒干。
④ 用怀庆生地黄，酒拌蒸至黑色，竹刀切片，勿犯铁器，忌萝卜葱蒜，用姜汁炒，除膈闷。
⑤ 水浸，去心用，不令人烦。
⑥ 水浸，去心皮。
⑦ 去须，下火童便，痰火姜汁，伏火盐汤，气滞火吴萸，肝胆火猪胆，实火朴硝，虚火酒炒。
⑧ 去皮枯朽，或生或酒炒。
⑨ 去粗皮，或生，或酒，或蜜，或童便，或乳汁炒，一名黄檗。
⑩ 生用清三焦实火，炒黑清三焦郁热，又能清曲屈之火。

连翘①苦寒，能消痈毒，气聚血凝，湿热堪逐。

石膏②大寒，能泻胃火，发渴头疼，解肌立妥。

滑石③沉寒，滑能利窍，解渴除烦，湿热可疗。

贝母④微寒，止嗽化痰，肺痈肺痿，开郁除烦。

大黄苦寒，实热积聚，蠲痰逐水，疏通便闭。

柴胡⑤味苦，能泻肝火，寒热往来，疟疾均可。

前胡⑥微寒，宁嗽化痰，寒热头痛，痞闷能安。

升麻⑦性寒，清胃解毒，升提下陷，牙痛可逐。

桔梗⑧味苦，疗咽痛肿，载药上升，开胸利壅。

紫苏叶⑨辛，风寒发表，梗下诸气，消除胀满。

麻黄⑩味辛，解表出汗，身热头痛，风寒发散。

---

① 去梗心。
② 或生或煅，一名解石。
③ 细腻洁白者佳，粗头青黑者勿用，研末以水飞过。
④ 去心，黄白色轻松者佳。
⑤ 去芦，要北者佳。
⑥ 去芦，要软者佳。
⑦ 去须，青绿者佳。
⑧ 去芦，青白者佳。
⑨ 背面并紫者佳。
⑩ 去根节，宜陈久，止汗用根。

葛根①味甘，祛风发散，温疟往来，止渴解酒。

薄荷②味辛，最清头目，祛风散热，骨蒸宜服。

防风③甘温，能除头晕，骨节痹疼，诸风口噤。

荆芥④味辛，能清头目，表汗祛风，治疮消瘀。

细辛⑤辛温，少阴头痛，利窍通关，风湿皆用。

羌活⑥微温，祛风除湿，身痛头疼，舒筋活络。

独活⑦辛苦，颈项难舒，两足湿痹，诸风能除。

知母⑧味苦，热渴能除，骨蒸有汗，痰咳皆舒。

白芷⑨辛温，阳明头痛，风热瘙痒，排脓通用。

藁本⑩气温，除头巅顶，寒湿可祛，风邪可屏。

香附⑪味甘，快气开郁，止痛调经，更消宿食。

---

① 白粉者佳。
② 一名鸡苏，龙脑者佳，辛香通窍而散风热。
③ 去芦。
④ 一名假苏，用穗又能止冷汗虚汗。
⑤ 华阴者佳，反藜芦，能发少阴之汗。
⑥ 一名羌青，目赤亦要。
⑦ 一名独摇草，又名胡王使者。
⑧ 去皮毛，生用泻胃火，酒炒泻肾火。
⑨ 一名芳香，可作面脂。
⑩ 去芦。
⑪ 即莎草根，忌铁器。

乌药① 辛温，心腹胀痛，小便滑数，顺气通用。

枳实② 味苦，消食除痞，破积化痰，冲墙倒壁。

枳壳③ 微寒，快气宽肠，胸中气结，胀满堪尝。

白蔻④ 辛温，能祛瘴翳，温中行气，止呕和胃。

青皮⑤ 苦温，能攻气滞，削坚平肝，安胃下食。

陈皮⑥ 辛温，顺气宽膈，留白和胃，消痰去白。

苍术⑦ 甘温，健脾燥湿，发汗宽中，更祛瘴翳。

厚朴⑧ 苦温，消胀泄满，痰气泻痢，其功不缓。

南星⑨ 性热，能治风痰，破伤强直，风搐自安。

半夏⑩ 味辛，健脾燥湿，痰厥头疼，嗽呕堪入。

藿香⑪ 辛温，能止呕吐，发散风寒，霍乱为主。

---

① 一名旁其，一名天台乌。
② 如鹅眼，色黑，陈者佳，水浸去瓤，切片麸炒。
③ 水浸去瓤，切片麸炒。
④ 去壳取仁。
⑤ 水浸去瓤，切片。
⑥ 温水略洗，刮去瓤，又名橘红。
⑦ 米泔水浸透，搓去黑皮，切片炒干。
⑧ 要厚如紫豆者佳，去粗皮，姜汁炒。
⑨ 姜汤泡透，切片用，或为末，包入牛胆内，名曰牛胆南星。
⑩ 一名守田，反乌头，滚水泡透，切片，姜汁炒。
⑪ 或用叶，或用梗，或梗叶兼用。

槟榔①辛温，破气杀虫，祛痰逐水，专除后重。

腹皮②微温，能下膈气，安胃健脾，浮肿消去。

香薷③味辛，伤暑便涩，霍乱水肿，除烦解热。

扁豆④微温，转筋吐泻，下气和中，酒毒能化。

猪苓⑤味淡，利水通淋，消肿除湿，多服损肾。

泽泻⑥甘寒，消肿止渴，除湿通淋，阴汗自遏。

木通⑦性寒，小肠热闭，利窍通经，最能导滞。

车前子⑧寒，溺涩眼赤，小便能通，大便能实。

地骨皮⑨寒，解肌退热，有汗骨蒸，强阴凉血。

木瓜⑩味酸，湿肿脚气，霍乱转筋，足膝无力。

威灵⑪苦温，腰膝冷痛，消痰痃癖，风湿皆用。

---

① 如鸡心者佳。
② 多有鸩粪毒，用黑豆汤洗净。
③ 陈久者佳。
④ 微炒。
⑤ 削去黑皮，切片。
⑥ 去毛。
⑦ 去皮切片。
⑧ 去壳。
⑨ 去骨。
⑩ 酒洗。
⑪ 去芦酒洗。

牡丹①苦寒，破血通经，血分有热，无汗骨蒸。

玄参②苦寒，清无根火，消肿骨蒸，补肾亦可。

沙参③味苦，消肿排脓，补肝益肺，退热除风。

丹参④味苦，破积调经，生新去恶，祛除带崩。

苦参⑤味苦，痈肿疮疥，下血肠风，眉脱赤癞。

龙胆苦寒，疗眼赤疼，下焦湿肿，肝经热烦。

五加皮⑥温，祛痛风痹，健步坚筋，益精止沥。

防己气寒，风湿脚痛，热积膀胱，消痈散肿。

地榆⑦沉寒，血热堪用，血痢带崩，金疮止痛。

茯神⑧补心，善镇惊悸，恍惚健忘，兼除怒恚。

远志⑨气温，能祛惊悸，安神镇心，令人多记。

酸枣⑩味酸，敛汗祛烦，多眠用生，不眠用炒。

---

① 去骨。
② 紫黑者佳，反藜芦。
③ 去芦，反藜芦。
④ 反藜芦。
⑤ 反藜芦。
⑥ 此皮浸酒，轻身延寿，宁得一把五加，不用金玉满车。
⑦ 如虚寒水泻，切宜忌之。
⑧ 去皮木。
⑨ 甘草汤浸一宿，去骨晒干。
⑩ 去核取仁。

菖蒲①性温，开心利窍，祛痹除风，出声至妙。
柏子②味甘，补心益气，敛汗润肠，更疗惊悸。
益智③辛温，安神益气，遗溺遗精，呕逆皆治。
甘松味香，善除恶气，治体香肌，心腹痛已。
小茴④性温，能除疝气，腹痛腰疼，调中暖胃。
大茴⑤味辛，疝气脚气，肿痛膀胱，止呕开胃。
干姜⑥味辛，表解风寒，炮苦逐冷，虚热尤堪。
附子⑦辛热，性走不守，四肢厥冷，回阳功有。
川乌⑧大热，搜风入骨，湿痹寒疼，破积之物。
木香⑨微温，散滞和胃，诸风能调，行肝泻肺。
沉香降气，暖胃追邪，通天彻地，气逆为佳。

---

① 去毛，一寸九节者佳，忌铁器。
② 去壳取仁，即柏仁。
③ 去壳取仁，研碎。
④ 盐酒炒。
⑤ 即怀香子。
⑥ 纸包水浸，火煨，切片慢火煨至极黑，亦有生用者。
⑦ 皮黑，顶正圆，一两一枚者佳，面裹火煨，去皮脐，童便浸一宿，慢火煮，晒干密封，切片用，亦有该用生者。
⑧ 顶歪斜，制同附子。
⑨ 形如枯骨，苦口粘牙者佳。

丁香① 辛热，能除寒呕，心腹疼痛，温胃可晓。

砂仁② 性温，养胃进食，止痛安胎，行气破滞。

荜澄茄③ 辛，除胀化食，消痰止哕，能逐寒气。

肉桂④ 辛热，善通血脉，腹痛虚寒，温补可得。

桂枝小梗，横行手臂，止汗舒筋，治手足痹。

吴萸⑤ 辛热，能调疝气，脐腹寒疼，酸水能治。

延胡⑥ 气温，心腹卒痛，通经活血，跌仆血崩。

薏苡⑦ 味甘，专除湿痹，筋节拘挛，肺痈肺痿。

肉蔻⑧ 辛温，脾胃虚冷，泻痢不休，功可立等。

草蔻⑨ 辛温，治寒犯胃，作痛呕吐，不食能食。

诃子⑩ 味苦，涩肠止痢，痰嗽喘急，降火敛肺。

---

① 雄丁香如钉子长，雌丁香如枣核大。
② 去壳取仁。
③ 系嫩胡椒，青时摘取者是。
④ 去粗皮，不见火，妊娠用要炒黑，厚者肉桂，薄者官桂。
⑤ 去梗，汤泡，微炒。
⑥ 即玄胡索。
⑦ 一名穿谷米，去壳取仁。
⑧ 一名肉果，面包，煨熟切片，纸包，捶去油。
⑨ 建宁有淡红花内白色子是真的。
⑩ 又名诃藜勒，六棱黑色者佳，火煨去核。

草果①味辛，消食除胀，截疟逐痰，解瘟辟瘴。

常山②苦寒，截疟除痰，解伤寒热，水胀能宽。

良姜③性热，下气温中，转筋霍乱，酒食能攻。

山楂④味甘，磨消肉食，疗疝催疮，消膨健胃。

神曲⑤味甘，开胃进食，破结逐痰，调中下气。

麦芽⑥甘温，能消宿食，心腹膨胀，行血散滞。

苏子味辛，祛痰降气，止咳定喘，更润心肺。

白芥子⑦辛，专化胁痰，疟蒸痞块，服之能安。

甘遂⑧苦寒，破癥消痰，面浮蛊胀，利水能安。

大戟⑨甘寒，消水利便，腹胀癥坚，其功瞑眩。

芫花⑩寒苦，能消胀蛊，利水泻湿，止咳痰吐。

---

① 去壳取仁。
② 酒浸切片。
③ 结实秋收名红豆蔻，善解酒毒，余治同。
④ 一名糖球子，俗呼山里红，蒸，去核用。
⑤ 炒黄色。
⑥ 炒，孕妇勿用，恐堕胎元。
⑦ 微炒。
⑧ 反甘草。
⑨ 反甘草。
⑩ 反甘草。

商陆[1]苦寒，赤白各异，赤者消风，白利水气。

海藻[2]咸寒，消瘿散疬，除胀破癥，利水通闭。

牵牛[3]苦寒，利水消肿，蛊胀痃癖，散滞除壅。

葶苈[4]辛苦，利水消肿，痰咳癥瘕，治喘肺痈。

瞿麦辛寒，专治淋病，且能堕胎，通经立应。

三棱[5]味苦，利血消癖，气滞作痛，虚者当忌。

五灵味甘，血滞腹痛，止血用炒，行血用生。

干漆[6]辛温，通经破瘕，追积杀虫，效如奔马。

蒲黄味甘，逐瘀止崩，止血须炒，破血用生。

苏木甘咸，能行积血，产后血经，兼医仆跌。

桃仁[7]甘平，能润大肠，通经破瘀，血瘕堪尝。

莪术[8]温苦，善破痃癖，止痛消瘀，通经最宜。

姜黄味辛，消痈破血，心腹结痛，下气最捷。

---

[1] 一名章柳。
[2] 与海带、昆布，散结溃坚功同，反甘草。
[3] 黑者属水力速，白者属金力迟，并取头末用。
[4] 隔纸略炒。
[5] 去毛，火煨，切片，醋炒。
[6] 捣，炒令烟尽，生则损人伤胃。
[7] 汤浸，尖皮皆去尽，研如泥。
[8] 去根，火煨，切片，醋炒。

郁金味苦，破血行气，血淋溺血，郁结能舒。
金银花⑨甘，疗痈无对，未成则散，已成则溃。
漏芦⑩性寒，祛恶疮毒，补血排脓，生肌长肉。
蒺藜味苦，疗疮瘙痒，白癜头疮，翳除目朗。
白及味苦，功专收敛，肿毒疮疡，外科最善。
蛇床辛苦，下气温中，恶疮疥癞，逐瘀祛风。
天麻味甘，能祛头眩，小儿惊痫，拘挛瘫痪。
白附辛温，治面百病，血痹风疮，中风痰症。
全蝎味辛，祛风痰毒，口眼㖞斜，风痫发搐。
蝉蜕甘寒，消风定惊，杀疳除热，退翳侵睛。
僵蚕⑪味咸，诸风惊痫，湿痰喉痹，疮毒瘢痕。
蜈蚣⑫味辛，蛇虺恶毒，镇惊止痉，堕胎逐瘀。
木鳖甘寒，能追疮毒，乳痈腰疼，消肿最速。
蜂房咸苦，惊痫瘛疭，牙疼肿毒，瘰疬乳痈。

---

⑨ 一名忍冬，一名鹭鸶藤，一名金钗股，一名老翁须。
⑩ 一名野兰。
⑪ 去丝酒炒。
⑫ 头足赤者佳，炙黄，去头足。

花蛇[1]温毒，瘫痪㖞斜，大风疥癞，诸毒称佳。

蛇蜕咸平，能除翳膜，肠痔蛊毒，惊痫搐搦。

槐花味苦，痔漏肠风，大肠热痢，更杀蛔虫。

鼠粘子[2]辛，能除疮毒，瘾疹风热，咽疼可逐。

茵陈味苦，退疸除黄，泻湿利水，清热为凉。

红花辛温，最消瘀热，多则通经，少则养血。

蔓荆子苦，头疼能医，拘挛湿痹，泪眼堪除。

兜铃[3]苦寒，能熏痔漏，定喘消痰，肺热久嗽。

百合味甘，安心定胆，止嗽消浮，痈疽可啖。

秦艽[4]微寒，除湿荣筋，肢节风痛，下血骨蒸。

紫菀[5]苦辛，痰喘咳逆，肺痈吐脓，寒热并济。

款花[6]甘温，理肺消痰，肺痈喘咳，补劳除烦。

金沸草[7]温，消痰止嗽，明目祛风，逐水尤妙。

---

① 两鼻孔，四獠牙，头戴二十四朵花，尾上有个佛指甲，是出蕲州者佳。
② 一名牛蒡子，一名大力子，一名恶实。
③ 去膈膜根，名青木香，散气。
④ 新好罗纹者佳。
⑤ 去头。
⑥ 要嫩茸，去本。
⑦ 一名旋覆花，一名金钱花。

桑皮①甘辛，止嗽定喘，泻肺火邪，其功不浅。
杏仁②温苦，风寒喘嗽，大肠气闭，便难切要。
乌梅酸温，收敛肺气，止渴生津，能安泻痢。
天花粉寒，止渴祛烦，排脓消毒，善除热痰。
瓜蒌仁③寒，宁嗽化痰，伤寒结胸，解渴止烦。
密蒙花④甘，主能明目，虚翳青盲，服之效速。
菊花⑤味甘，除热祛风，头晕目赤，收泪殊功。
决明子甘，能祛肝热，目疼收泪，仍止鼻血。
犀角酸寒，化毒辟邪，解热止血，消肿毒蛇。
羚羊角寒，明目清肝，祛惊解毒，神志能安。
龟甲⑥味甘，滋阴补肾，止血续筋，更医颅囟。
木贼味甘，祛风退翳，能止月经，更消积聚。
鳖甲⑦咸平，劳嗽骨蒸，散瘀消肿，祛痞除癥。

---

① 风寒新嗽生用，虚劳久嗽，蜜水炒用，去红皮。
② 单仁者，泡去皮尖，麸炒入药，双仁者有毒，杀人，勿用。
③ 去壳用仁，重纸包，砖压掺之，只一度去油用。
④ 酒洗，蒸过晒干。
⑤ 家园内味甘黄小者佳，去梗。
⑥ 即败龟板。
⑦ 去裙，蘸醋炙黄。

桑上寄生，风湿腰痛，止漏安胎，疮疡亦用。

火麻①味甘，下乳催生，润肠通结，小水能行。

山豆根②苦，疗咽痛肿，敷蛇虫伤，可救急用。

益母草③苦，女科为主，产后胎前，生新祛瘀。

紫草咸寒，能通九窍，利水消膨，痘疹最要。

紫葳④味酸，调经止痛，崩中带下，癥瘕通用。

地肤子⑤寒，祛膀胱热，皮肤瘙痒，除热甚捷。

楝根性寒，能追诸虫，疼痛立止，积聚立通。

樗根⑥味苦，泻痢带崩，肠风痔漏，燥湿涩精。

泽兰甘苦，痈肿能消，打仆伤损，肢体虚浮。

牙皂⑦味辛，通关利窍，敷肿痛消，吐风痰妙。

芜荑味辛，驱邪杀虫，痔瘘癣疥，化食除风。

雷丸⑧味苦，善杀诸虫，癫痫蛊毒，治儿有功。

---

① 微炒，砖擦去壳，取仁。
② 俗名金锁匙。
③ 一名茺蔚子。
④ 即凌霄花。
⑤ 一名铁扫帚子。
⑥ 去粗皮，取二层白皮，切片酒炒。
⑦ 去弦子粗皮，不蛀者佳。
⑧ 赤者杀人，白者佳，甘草煎水泡一宿。

胡麻仁①甘，疗肿恶疮，熟补虚损，筋壮力强。

苍耳子苦，疥癣细疮，驱风湿痹，瘙痒堪尝。

蕤仁味甘，风肿烂弦，热胀胬肉，眼泪立痊。

青葙子苦，肝脏热毒，暴发赤瘴，青盲可服。

谷精草②辛，牙齿风痛，口疮咽痹，眼翳通用。

白薇大寒，疗风治疟，人事不知，昏厥堪却。

白蔹微寒，儿疟惊痫，女阴肿痛，痈疔可啖。

青蒿气寒，童便熬膏，虚热盗汗，除骨蒸劳。

茅根味甘，通关逐瘀，止吐衄血，客热可去。

大小蓟苦，消肿破血，吐衄咯唾，崩漏可啜。

枇杷叶③苦，偏理肺脏，吐秽不已，解酒清上。

射干④味苦，逐瘀通经，喉痹口臭，痈毒堪凭。

鬼箭羽⑤苦，通经堕胎，杀虫破结，驱邪除乖。

夏枯草⑥苦，瘰疬瘿瘤，破癥散结，湿痹能瘳。

---

① 一名巨胜，黑者佳。
② 一名戴星草。
③ 布拭去毛。
④ 一名乌翣根。
⑤ 一名卫矛。
⑥ 冬至后发生，夏至时枯。

卷柏味辛，癥瘕血闭，风眩痿躄，更驱鬼疰。

马鞭味苦，破血通经，癥瘕痞块，服之最灵。

鹤虱味苦，杀虫追毒，心腹卒痛，蛔虫堪逐。

白头翁寒，散癥逐血，瘿疬疟疝，止痛百节。

旱莲草甘，生须黑发，赤痢堪止，血流可截。

慈菇辛苦，疗肿痈疽，恶疮瘾疹，蛇虺并施。

榆皮①味甘，通水除淋，能利关节，敷肿痛定。

钩藤②微寒，疗儿惊痫，手足瘈疭，抽搐口眼。

豨莶③味苦，追风除湿，聪耳明目，乌须黑发。

辛夷④味辛，鼻塞流涕，香臭不闻，通窍之剂。

续随子⑤辛，恶疮蛊毒，通经消积，不可过服。

海桐皮苦，霍乱久痢，疳䘌疥癣，牙痛亦治。

石楠藤⑥辛，肾衰脚弱，风淫湿痹，堪为妙药。

---

① 取里面白皮，切片晒干。
② 苗类钓钩，故曰钩藤。
③ 蜜同酒浸，九晒为丸服。
④ 去心毛。
⑤ 一名千金子，一名拒冬实，去皮壳，取仁，纸包，压去油。
⑥ 一名鬼目。

大青气寒，伤寒热毒，黄汗黄疸，时疫宜服。

侧柏叶苦，吐衄崩痢，能生须眉，除湿之剂。

槐实①味苦，阴疮湿痒，五痔肿痛，止血极莽。

瓦楞子②咸，妇人血块，男子痰癖，癥瘕可瘥。

棕榈子苦，禁泄涩痢，带下崩中，肠风堪治。

冬葵子③寒，滑胎易产，癃利小便，善通乳难。

淫羊藿④辛，阴起阳兴，坚筋益骨，志强力增。

松脂⑤味甘，滋阴补阳，驱风安脏，膏可贴疮。

覆盆子⑥甘，肾损精竭，黑须明眸，补虚续绝。

合欢⑦味甘，利人心志，安脏明目，快乐无虑。

金樱子⑧涩，梦遗精滑，禁止遗尿，寸白虫杀。

楮实味甘，壮筋明目，益气补虚，阳痿当服。

---

① 即槐角黑子也。
② 即蚶子壳，火煅醋淬。
③ 即葵菜子。
④ 即仙灵脾，俗呼三枝九叶草也。
⑤ 一名沥青。
⑥ 去蒂。
⑦ 即交枝树。
⑧ 霜后红熟，去核。

郁李仁[1]酸，破血润燥，消肿利便，关格通导。

密陀僧咸，止痢医痔，能除白癜，诸疮可治。

伏龙肝[2]温，治疫安胎，吐血咳逆，心烦妙哉。

石灰味辛，性烈有毒，辟虫立死，堕胎甚速。

穿山甲[3]毒，痔癖恶疮，吹奶肿痛，通经排脓。

蚯蚓气寒，伤寒温病，大热狂言，投之立应。

蟾蜍气凉，杀疳蚀癖，瘟疫能碎，疮毒可祛。

刺猬皮苦，主医五痔，阴肿疝痛，能开胃气。

蛤蚧味咸，肺痿血咯，传尸劳疰，服之可却。

蝼蛄味咸，治十水肿，上下左右，效不旋踵。

桑螵蛸咸，淋浊精泄，除疝腰疼，虚损莫缺。

田螺[4]性冷，利大小便，消肿除热，醒酒立见。

水蛭[5]味咸，除积瘀坚，通经堕产，折伤可痊。

贝子味咸，解肌散结，利水消肿，目翳清洁。

---

[1] 破核取仁，汤泡去皮，研碎。
[2] 取年深色变褐者佳。
[3] 用甲剉碎，土炒成珠。
[4] 浊酒煮熟，挑肉食之。
[5] 即马蝗蜞。

海螵蛸①咸，漏下赤白，癥瘕疝气，阴肿可得。

青礞石②寒，硝煅金色，坠痰消食，疗效莫测。

磁石味咸，专杀铁毒，若误吞针，系线即出。

花蕊石③寒，善止诸血，金疮血流，产后血涌。

代赭石寒，下胎崩带，儿疳泻痢，惊痫呕噎。

黑铅味甘，止呕反胃，瘰疬外敷，安神定志。

狗脊④味甘，酒蒸入剂，腰背膝痛，风寒湿痹。

骨碎补⑤温，折伤骨节，风血积疼，最能破血。

茜草味苦，便衄吐血，经带崩漏，损伤虚热。

王不留行⑥，调经催产，除风痹痛，乳痈当啖。

狼毒味辛，破积瘕癥，恶疮鼠瘘，止心腹疼。

藜芦⑦味辛，最能发吐，肠澼泻痢，杀虫消蛊。

---

① 一名乌贼鱼骨。
② 用焰硝同入锅内，火煅如金色者。
③ 火煅研。
④ 根类金毛狗脊。
⑤ 去毛，即胡孙良姜。
⑥ 即剪金子花，取酒蒸，火焙干。
⑦ 取根去头，用川黄连为使，恶大黄，畏葱白，反芍药、细辛、人参、沙参、玄参、丹参、苦参，切忌同用。

蓖麻子①辛，吸出滞物，涂顶肠收，涂足胎出。

荜茇味辛，温中下气，痃癖阴疝，霍乱泻痢。

百部味甘，骨蒸劳瘵，杀疳蛔虫，久嗽功大。

京墨味辛，吐衄下血，产后崩中，止血甚捷。

女贞子②苦，黑发乌须，强筋壮力，祛风补虚。

瓜蒂③苦寒，善能吐痰，消身肿胀，并治黄疸。

粟壳④性涩，泄痢嗽怯，劫病如神，杀人如剑。

巴豆⑤辛热，除胃寒积，破癥消痰，大能通痢。

夜明砂⑥粪，能下死胎，小儿无辜，瘰疬堪裁。

斑蝥⑦有毒，破血通经，诸疮瘰疬，水道能行。

蚕沙性温，湿痹瘾疹，瘫风肠鸣，消渴可饮。

胡黄连⑧苦，治劳骨蒸，小儿疳痢，盗汗虚惊。

---

① 去壳取仁。
② 一名冬青子。
③ 即北方甜瓜蒂也，一名苦丁香，散用则吐，丸用则泻。
④ 不可轻用，蜜水炒。
⑤ 一名江子，一名巴椒，反牵牛，去壳，看症制用。
⑥ 一名伏翼粪，一名蝙蝠屎。
⑦ 去头翅足，米炒熟用。
⑧ 折断一线烟出者佳，忌猪肉。

使君①甘温，消疳消浊，泻痢诸虫，总能除却。

赤石脂②温，保固肠胃，溃疡生肌，涩精泻痢。

青黛③咸寒，能平肝木，惊痫疳痢，兼除热毒。

阿胶④甘平，止咳脓血，吐衄胎崩，虚羸可啜。

白矾⑤味酸，化痰解毒，治症多能，难以尽述。

五倍⑥苦酸，疗齿疳䘌，痔痛疮脓，兼除风热。

玄明粉⑦辛，能蠲宿垢，化积消痰，诸热可疗。

通草味甘，善治膀胱，消痈散肿，能医乳房。

枸杞⑧甘平，添精补髓，明目祛风，阴兴阳起。

黄精⑨味甘，能安脏腑，五劳七伤，此药大补。

何首乌⑩甘，添精种子，黑发悦颜，强身延纪。

---

① 微火煨，去壳取仁。
② 色赤粘舌为良，火煅，醋淬，研碎。
③ 即靛花。
④ 要金井者佳，蛤粉炒成珠。
⑤ 火煅过，名枯矾。
⑥ 一名文蛤，一名百虫仓，百药煎即此造成。
⑦ 用朴硝，以萝卜同制过者是。
⑧ 紫熟味甘膏润者佳，去梗蒂。
⑨ 与钩吻略同，切勿误用，洗净，九蒸九晒。
⑩ 赤白兼用，泔浸，过一宿捣碎。

五味①酸温，生津止渴，久嗽虚劳，肺肾枯竭。

山茱②性温，涩精益髓，肾虚耳鸣，腰膝痛止。

石斛③味甘，却惊定志，壮骨补虚，善驱冷痹。

破故纸④温，腰膝酸痛，兴阳固精，盐酒炒用。

薯蓣⑤甘温，理脾止泻，益肾补中，诸虚可治。

苁蓉⑥味甘，峻补精血，若骤用之，更动便滑。

菟丝⑦甘平，梦遗滑精，腰痛膝冷，添髓壮筋。

牛膝⑧味苦，除湿痹痿，腰膝酸疼，小便淋沥。

巴戟⑨辛甘，大补虚损，精滑梦遗，强筋固本。

仙茅味辛，腰足挛痹，虚损劳伤，阳道兴起。

牡蛎⑩微寒，涩精止汗，崩带胁痛，老痰祛散。

---

① 风寒咳嗽用南，虚损劳伤用北，去梗。
② 酒蒸，去核选肉，其核勿用，恐其滑精难治。
③ 去根，如金色者佳。
④ 一名补骨脂，盐酒洗炒。
⑤ 一名山药，一名山芋，怀庆者佳。
⑥ 酒洗，去鳞用，除心内膜筋。
⑦ 水洗净，热酒砂罐煨烂，捣碎晒干，合药同麝末为丸，不堪作汤。
⑧ 怀庆者佳，去芦酒洗。
⑨ 肉厚连珠者佳，酒浸过宿，追去骨，晒干，俗名二蔓草。
⑩ 左顾大者佳，火煅红，研。

楝子①苦寒，膀胱疝气，中湿伤寒，利水之剂。

萆薢②甘苦，风寒湿痹，腰背冷痛，添精益气。

续断③味辛，接骨续筋，跌仆折损，且固遗精。

龙骨④味甘，梦遗精泄，崩带肠痈，惊痫风热。

人之头发⑤，补阴甚捷，吐衄血晕，风惊痫热。

鹿茸⑥甘温，益气补阳，泄精尿血，崩带堪尝。

鹿角胶温，吐衄虚羸，跌仆伤损，崩带安胎。

膃肭脐⑦热，补益元阳，固精起痿，痃癖劳伤。

紫河车⑧甘，疗诸虚损，劳瘵骨蒸，滋培根本。

枫香味辛，外科要药，瘙疮瘾疹，齿痛亦可。

檀香味辛，开胃进食，霍乱腹痛，中恶邪气。

---

① 即金铃子，酒浸，蒸，去皮核。
② 白者为佳，酒浸切片。
③ 酒洗切片，如鸡脚者佳。
④ 火煅。
⑤ 一名血余。
⑥ 燎去毛，或酒或酥炙令脆。
⑦ 酒浸，微炙令香。
⑧ 一名混沌皮，一名混元衣，即胞衣也。长流水洗净，或新瓦烘干，或用甑蒸烂，忌铁器。

安息香①辛，驱除秽恶，开窍通关，死胎能落。

苏合香甘，祛痰辟秽，蛊毒痫痓，梦魇能去。

熊胆味苦，热蒸黄疸，恶疮虫痔，五疳惊痫。

硇砂②有毒，溃痈烂肉，除翳生肌，破癥消毒。

硼砂③味辛，疗喉肿痛，膈上热痰，噙化立中。

朱砂④味甘，镇心养神，祛邪解毒，定魄安魂。

硫黄性热，扫除疥疮，壮阳逐冷，寒邪敢当。

龙脑⑤味辛，目痛头痹，狂躁妄语，真为良剂。

芦荟⑥气寒，杀虫消疳，癫痫惊搐，服之立安。

天竺黄⑦甘，急慢惊风，镇心解热，化痰有功。

麝香⑧辛温，善通关窍，辟秽安惊，解毒甚妙。

乳香⑨辛苦，疗诸恶疮，生肌止痛，心腹尤良。

---

① 黑黄色。
② 水飞，去土石，生用败肉，火煅可用。
③ 大块光莹者佳。
④ 生即无害，炼服即能杀人。
⑤ 即冰片。
⑥ 俗名象胆。
⑦ 出天竺国。
⑧ 不见火。
⑨ 去砂石用，灯心同研。

没药苦平，治疮止痛，跌打损伤，破血通用。
阿魏性温，除癥破结，止痛杀虫，传尸可灭。
水银性寒，治疥杀虫，断绝胎孕，催生立通。
轻粉性燥，外科要药，杨梅诸疮，杀虫可托。
砒霜①大毒，风痰可吐，截疟除哮，能消沉痼。
雄黄苦辛，辟邪解毒，更治蛇虺，喉风息肉。
珍珠气寒，镇惊除痫，开聋磨翳，止渴坠痰。
牛黄味苦，大治风痰，定魄安魂，惊痫灵丹。
琥珀②味甘，安魂定魄，破瘀消癥，利水通涩。
血竭③味咸，跌仆损伤，恶毒疮痈，破血有谁。
石钟乳甘，气乃剽悍，益气固精，治目昏暗。
阳起石④甘，肾气乏绝，阴痿不起，其效甚捷。
桑椹子甘，解金石燥，清除热渴，染须发皓。
蒲公英⑤苦，溃坚消肿，结核能除，食毒堪用。

---

① 一名人言，一名信，所畏绿豆、冷水、米醋、姜肉，误中毒，服其中一味即解。
② 拾起草芥者佳。
③ 一名麒麟竭，敲断，有镜脸光者是。
④ 火煅，酒淬七次，再酒煮半日，研细。
⑤ 一名黄花地丁草。

石韦味苦，通利膀胱，遗尿或淋，发背疮疡。

萹蓄味苦，疥瘙疸痔，小儿蛔虫，女人阴蚀。

鸡内金寒，溺遗精泄，禁痢漏崩，更除烦热。

鲤鱼味甘，消水肿满，下气安胎，其功不缓。

芡实①味甘，能益精气，腰膝酸疼，皆主湿痹。

石莲子苦，疗噤口痢，白浊遗精，清心良剂。

藕味甘寒，解酒清热，消烦逐瘀，止吐衄血。

龙眼味甘，归脾益智，健忘怔忡，聪明广记。

莲须味甘，益肾乌须，涩精固髓，悦颜补虚。

石榴皮酸，能禁精漏，止痢涩肠，染须尤妙。

陈仓谷米②，调和脾胃，解渴除烦，能止泻痢。

莱菔子③辛，喘咳下气，倒壁冲墙，胀满消去。

砂糖味甘，润肺利中，多食损齿，湿热生虫。

饴糖味甘，和脾润肺，止咳消痰，中满休食。

麻油性冷，善解诸毒，百病能治，功难悉述。

---

① 一名鸡头，去壳取仁。
② 愈陈愈佳，黏米陈粟米功同。
③ 即萝卜子也。

白果[1]甘苦，喘嗽白浊，点茶压酒，不可多嚼。

胡桃肉甘，补肾黑发，多食生痰，动气之物。

梨[2]味甘酸，解酒除渴，止嗽消痰，善驱烦热。

榧实味甘，主疗五痔，蛊毒三虫，不可多食。

竹茹止呕，能除寒热，胃热咳哕，不寐安歇。

竹叶[3]味甘，退热安眠，化痰定喘，止渴消烦。

竹沥[4]味甘，阴虚痰火，汗热渴烦，效如开锁。

莱菔根[5]甘，下气消谷，痰癖咳嗽，兼解面毒。

灯草味甘，能利小便，癃闭成淋，湿肿为最。

艾叶[6]温平，温经散寒，漏血安胎，心痛即安。

绿豆气寒，能解百毒，止渴除烦，诸热可服。

川椒[7]辛热，祛邪逐寒，明目杀虫，温而不猛。

胡椒味辛，心腹冷痛，下气温中，跌仆堪用。

---

[1] 一名银杏。
[2] 勿多食，令人寒中作泻，产妇金疮属血虚，切忌。
[3] 味淡者佳。
[4] 截尺余，直劈数片，两砖架起，火烘，两头流沥，每沥一盏，姜汁二匙。
[5] 俗云萝卜。
[6] 宜陈久者佳，揉烂醋浸炒之。
[7] 去目微炒。

石蜜甘平，入药炼熟，益气补中，润燥解毒。

马齿苋寒，青盲白翳，利便杀虫，癥痈咸治。

葱白①辛温，发表出汗，伤寒头疼，肿痛皆散。

胡荽味辛，上止头痛，内消谷食，痘疹发生。

韭味辛温，祛除胃寒，汁清血瘀，子医梦泄。

大蒜辛温，化肉消谷，解毒散痈，多用伤目。

食盐味咸，能吐中痰，心腹卒痛，过多损颜。

茶茗性苦，热渴能济，上清头目，下消食气。

酒②通血脉，消愁遣兴，少饮壮神，过多损命。

醋③消肿毒，积瘕可去，产后金疮，血晕皆治。

淡豆豉④寒，能除懊憹，伤寒头痛，兼理瘴气。

莲子⑤味甘，健脾理胃，止泻涩精，清心养气。

大枣味甘，调和百药，益气养脾，中满休嚼。

生姜⑥性温，通畅神明，痰嗽呕吐，开胃极灵。

---

① 忌与蜜同食。
② 用无灰酒，凡煎药入酒，药热方入。
③ 一名苦酒，用味酸者。
④ 用江西淡豉黑豆造者。
⑤ 食不去心，恐成卒暴霍乱。
⑥ 去皮即热，留皮即冷。

桑叶性寒，善散风热，明目清肝，又兼凉血。
浮萍辛寒，发汗利尿，透疹散邪，退肿有效。
柽柳甘咸，透疹解毒，熏洗最宜，亦可内服。
胆矾酸寒，涌吐风痰，癫痫喉痹，烂眼牙疳。
番泻叶寒，食积可攻，肿胀皆逐，便秘能通。
寒水石咸，能清大热，兼利小便，又能凉血。
芦根甘寒，清热生津，烦渴呕吐，肺痈尿频。
银柴胡寒，虚热能清，又兼凉血，善治骨蒸。
丝瓜络甘，通络行经，解毒凉血，疮肿可平。
秦皮苦寒，明目涩肠，清火燥湿，热痢功良。
紫花地丁，性寒解毒，痈肿疔疮，外敷内服。
败酱微寒，善治肠痈，解毒行瘀，止痛排脓。
红藤苦平，消肿解毒，肠痈乳痈，疗效迅速。
鸦胆子苦，治痢杀虫，疟疾能止，赘疣有功。
白鲜皮寒，疥癣疮毒，痹痛发黄，湿热可逐。
土茯苓平，梅毒宜服，既能利湿，又可解毒。
马勃味辛，散热清金，咽痛咳嗽，吐衄失音。
橄榄甘平，清肺生津，解河豚毒，治咽喉痛。

蕺菜微寒，肺痈宜服，熏洗痔疮，消肿解毒。
板蓝根寒，清热解毒，凉血利咽，大头瘟毒。
西瓜甘寒，解渴利尿，天生白虎，清暑最好。
荷叶苦平，暑热能除，升清治泻，止血散瘀。
豆卷甘平，内清湿热，外解表邪，湿热最宜。
佩兰辛平，芳香辟秽，祛暑和中，化湿开胃。
冬瓜子寒，利湿清热，排脓消肿，化痰亦良。
海金沙寒，淋病宜用，湿热可除，又善止痛。
金钱草咸，利尿软坚，通淋消肿，结石可痊。
赤小豆平，活血排脓，又能利水，退肿有功。
泽漆微寒，逐水捷效，退肿祛痰，兼治瘰疬。
葫芦甘平，通利小便，兼治心烦，退肿最善。
半边莲辛，能解蛇毒，痰喘能平，腹水可逐。
海风藤辛，痹证宜用，除湿祛风，通络止痛。
络石微寒，经络能通，祛风止痛，凉血消痈。
桑枝苦平，通络祛风，痹痛拘挛，脚气有功。
千年健温，除湿祛风，强筋健骨，痹痛能攻。
松节苦温，燥湿祛风，筋骨酸痛，用之有功。

伸筋草温，祛风止痛，通络舒筋，痹痛宜用。
虎骨味辛，健骨强筋，散风止痛，镇惊安神。
乌梢蛇平，无毒性善，功同白花，作用较缓。
夜交藤平，失眠宜用，皮肤痒疮，肢体酸痛。
玳瑁甘寒，平肝镇心，神昏痉厥，热毒能清。
石决明咸，眩晕目昏，惊风抽搐，劳热骨蒸。
香橼性温，理气疏肝，化痰止呕，胀痛皆安。
佛手性温，理气宽胸，疏肝解郁，胀痛宜用。
薤白苦温，辛滑通阳，下气散结，胸痹宜尝。
荔枝核温，理气散寒，疝瘕腹痛，服之俱安。
柿蒂苦涩，呃逆能医，柿霜甘凉，燥咳可治。
刀豆甘温，味甘补中，气温暖肾，止呃有功。
九香虫温，胃寒宜用，助阳温中，理气止痛。
玫瑰花温，疏肝解郁，理气调中，行瘀活血。
紫石英温，镇心养肝，惊悸怔忡，子宫虚寒。
仙鹤草涩，收敛补虚，出血可止，劳伤能愈。
三七性温，止血行瘀，消肿定痛，内服外敷。
百草霜温，止血功良，化积止泻，外用疗疮。

降香性温，止血行瘀，辟恶降气，胀痛皆除。

川芎辛温，活血通经，除寒行气，散风止痛。

月季花温，调经宜服，瘰疬可治，又消肿毒。

刘寄奴苦，温通行瘀，消胀定痛，止血外敷。

自然铜辛，接骨续筋，既散瘀血，又善止痛。

皂角刺温，消肿排脓，疮癣瘙痒，乳汁不通。

虻虫微寒，逐瘀散结，癥瘕蓄血，药性猛烈。

䗪虫咸寒，行瘀通经，破癥消瘕，接骨续筋。

党参甘平，补中益气，止渴生津，邪实者忌。

太子参凉，补而能清，益气养胃，又可生津。

鸡血藤温，血虚宜用，月经不调，麻木酸痛。

冬虫夏草，味甘性温，虚劳咳血，阳痿遗精。

锁阳甘温，壮阳补精，润燥通便，强骨养筋。

葫芦巴温，逐冷壮阳，寒疝腹痛，脚气宜尝。

杜仲甘温，腰痛脚弱，阳痿尿频，安胎良药。

沙苑子温，补肾固精，养肝明目，并治尿频。

玉竹微寒，养阴生津，燥热咳嗽，烦渴皆平。

鸡子黄甘，善补阴虚，除烦止呕，疗疮熬涂。

谷芽甘平，养胃健脾，饮食停滞，并治不饥。

白前微温，降气下痰，咳嗽喘满，服之皆安。

胖大海淡，清热开肺，咳嗽咽疼，音哑便秘。

海浮石咸，清肺软坚，痰热喘咳，瘰疬能痊。

昆布咸寒，软坚清热，瘿瘤癥瘕，瘰疬痰核。

海蛤壳咸，软坚散结，清肺化痰，利尿止血。

海蜇味咸，化痰散结，痰热咳嗽，并消瘰疬。

荸荠微寒，痰热宜服，止渴生津，滑肠明目。

禹余粮平，止泻止血，固涩下焦，泻痢最宜。

小麦甘凉，除烦养心，浮麦止汗，兼治骨蒸。

贯众微寒，解毒清热，止血杀虫，预防瘟疫。

南瓜子温，杀虫无毒，血吸绦蛔，大剂吞服。

铅丹微寒，解毒生肌，疮疡溃烂，外敷颇宜。

樟脑辛热，开窍杀虫，理气辟浊，除痒止疼。

炉甘石平，去翳明目，生肌敛疮，燥湿解毒。

大风子热，善治麻风，疥疮梅毒，燥湿杀虫。

孩儿茶凉，收湿清热，生肌敛疮，定痛止血。

木槿皮凉，疥癣能愈，杀虫止痒，浸汁外涂。

蚤休微寒，清热解毒，痈疽蛇伤，惊痫发搐。
番木鳖寒，消肿通络。喉痹痈疡，瘫痪麻木。
药四百余，精制不同，生熟新久，炮煅炙烘。
汤丸膏散，各起疲癃，合宜而用，乃是良工。
云林歌括，可以训蒙，略陈梗概，以候明公。
理加斫削，济世无穷。

第36课 百合、秦艽、紫菀、款冬花

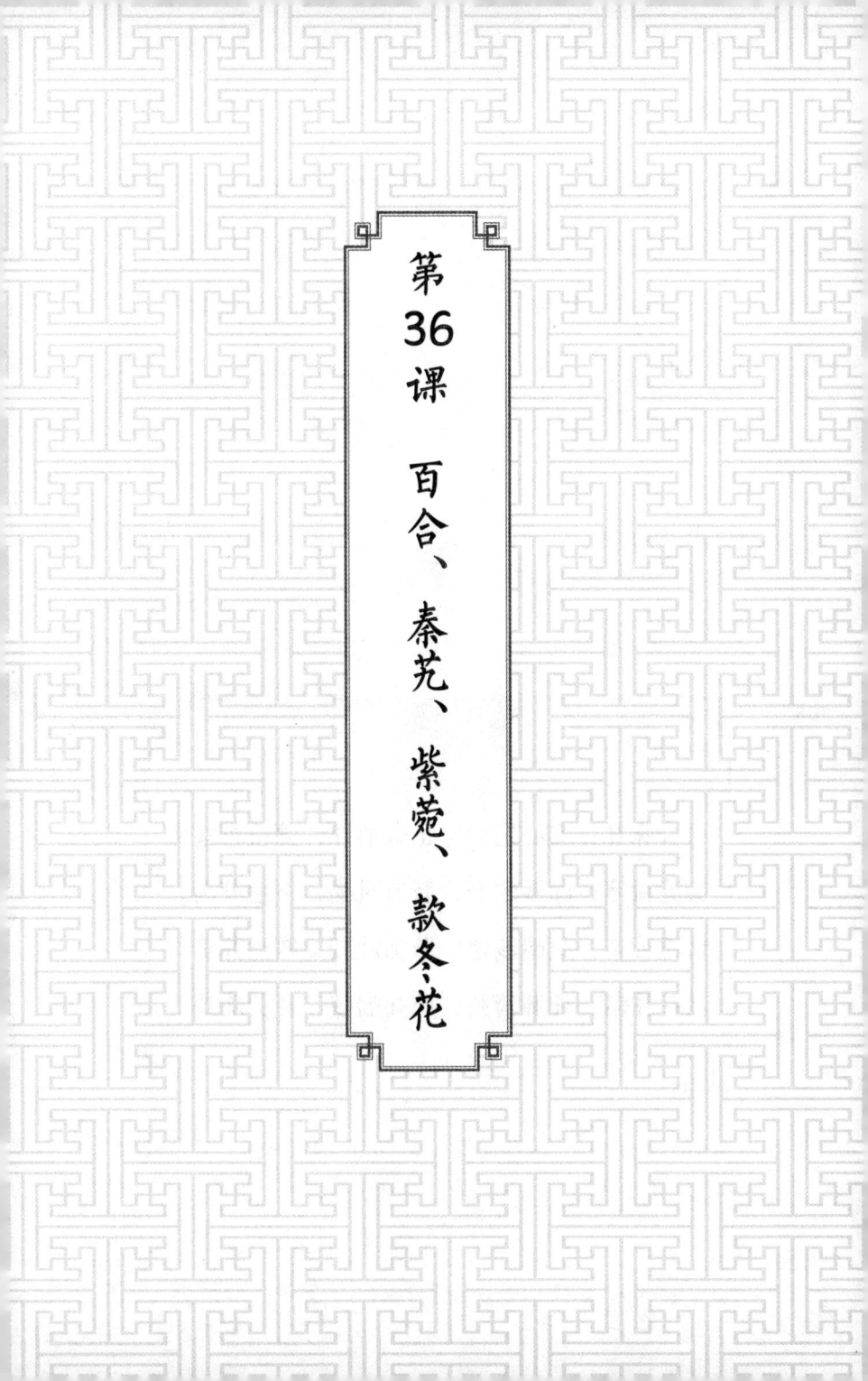

百合味甘，安心定胆，止嗽消浮，痈疽可啖。

秦艽微寒，除湿荣筋，肢节风痛，下血骨蒸。

紫菀苦辛，痰喘咳逆，肺痈吐脓，寒热并济。

款花甘温，理肺消痰，肺痈喘咳，补劳除烦。

12月10日

晴

湖心亭公园

准备好没有？《药性歌括四百味》，今天讲哪四味？

昨天婉婷送了我们大家一批褚橙。褚老说，他种的不是橙，是品质。他卖出去的也不是简单的物品，而是精神。

所以，能够把精神融入产品的，这就是百年企业的精神。

同仁堂等老字号能存活这么长久，就是靠过人的精神支撑着。资金支撑不了多久，但精神可以。

我觉得，人生不能没有远大的目标和顽强的精神。

普通的马和千里马有什么不同？普通的马要用鞭子抽打才跑，还很容易受到各类饲料的诱惑。

而千里马只认准目标，不用鞭答也会跑，周遭的诱惑干扰不了它，不达目的不罢休。

所以，千里马精神告诉我们，要把目标设远设高一点，周遭的诱惑才能不轻易干扰到你。

百合味甘。百合甘甜，益力生肌肉，也就是说百合能够补心肺，所以百合固金汤、百合知母汤、百合地黄汤都可补人体虚烦虚损。

安心定胆。百合能治疗心烦失眠，可配合生地黄，尤其是阴虚火旺型失眠，效果更佳。

有个妇人到了更年期，晚上睡觉时感觉骨蒸潮热，西医诊断为更年期综合征。

这是脏躁阴少所致的火旺。所以很多更年期妇人会突然变得脾气暴躁。这好比汽车的水箱缺水了，导致发动机过热，人体阴液少，火气就会大。

我给她用甘麦大枣汤配百合地黄汤和四逆散。她服用了两三剂后，晚上蒸蒸发热感就消除了。这个组合非常好，专门滋阴液降火燥。

止嗽消浮。百合滋阴润燥，可以治疗咳嗽特别是干咳。干咳就是很难咳痰来，干痰痰黏，甚至痰中带血。

当地中学有一位语文老师咳痰带血，他找到我。我建议他平时用百合煲汤以润燥止咳。

他坚持了半个月左右，咳痰带血的症状明显缓解。

痈疽可啖。啖就是吃的意思，就是说肺中的痈疮、痰核可以用百合来消解。所以百合固金汤可治疗肺虚劳、肺痿咳嗽。

百合还有一个很重要的作用，它可以美肤。秋冬天，大地干裂，人的皮肤也会干燥开裂。

很多中老年人到了秋冬天小腿皮肤瘙痒难忍，甚至脱皮干裂，晚上彻夜难眠，怎么办？

我建议用百合和山药两味药，金水相生、肺肾同补。百合20克，山药50～100克，煮水饮用，瘙痒的症状会得到缓解，这叫润燥止痒法。

肺主皮毛，山药、百合滋养肺肾，故令皮毛润泽。

那天我发现，一放水，山溪水全部退下去；一储水，水位又立刻涨起来。

《增广贤文》讲，易涨易退山溪水，易反易复小人心。所以做人不学小人心不平，要学丈夫大胸襟。

人生在世，心胸不能像溪水那样上上下下，要像大海一样不增不减。

大海的水位线始终保持平稳，轻易看不出增减，这就叫海量。

秦艽微寒。秦艽微寒能够清热，尤其骨蒸劳热，可用秦艽鳖甲汤。

除湿荣筋。秦艽可以祛除湿气，让筋骨柔软。蠲痹汤就用到秦艽。

我们前面讲过，凡是天气转凉后颈肩腰腿痛，可用蠲痹汤，专治风寒湿痹、四肢拘挛疼痛。

我们上次遇到一位老阿婆，她第一次来的时候手都握不住，僵硬疼痛。

我们给她用蠲痹汤配合黄芪、党参一类补益气血药，两三剂后手就能握住了。

可见，秦艽可祛除在经络的风寒湿痹阻，赶走风湿之气。

肢节风痛。受风后关节疼痛加重者，可以用秦艽治疗。

下血骨蒸。大便出血、痔下血，可以考虑秦艽。小儿疳积发热，可用秦艽配合槟榔、鸡内金、使君子。

秦艽有一个很重要的作用，它可以退黄。我们发现有些人面色黄属于肝胆疏泄不利，这时可用秦艽、栀子、茵陈或金钱草加到四君子汤里，健脾退黄，补气除湿。

草沤了就会发黄，人的气血不流通，就会暗淡、萎黄无光。我们这时可以考虑用秦艽退黄。

我们那天在田里装草木灰的时候，草木灰一提起来，灰就自动往下掉。就好像人中气不够的时候，胃的消化功能就不足。

所以老年人如果中气足，讲话声音大，吃的食物就很容易消化；中气不足，人就容易疲倦。

一个米袋能装很多米，一提起来所有米都往下掉，米袋能装得更多，但是你不提起来它就是满的。

人的脾胃承载不了太多东西的一个重要原因就是，人们现在总是坐着，缺乏运动。

有一个胃痛胃胀的患者，我问他，你吃完饭后半小时在干什么？

他说坐在那里看手机、看电视。

我说，你试试以后饭后百步走，吃完饭以后站起来不要坐着。

饭后百步走，定能至高寿。

我遇到过一例最难治的胃病患者，他是一位司机，每天都窝在车里，吃饭也在车上，车里备着止痛、除酸、降气、治溃疡的胃药，胃病还是没治好。

我嘱咐他，吃药是一方面，一定要记住饭后下车走半小时，促进消化。

饭后就睡伤胃，饭后久坐不动更伤胃。

养生就两句话，你们记住了受益终生，第一句就是饭后百步走，第二句是睡前一盆汤。这两句话看似简单，但是很多人都做不到。

紫菀苦辛。紫菀专门调肺，苦能降浊热，辛

能发散浊热废气。

痰喘咳逆。感冒后期咳嗽长久不愈，可服用止嗽散，其中就有紫菀这味药。

肺痈吐脓。紫菀可以治疗肺部痈疮，排出脓血脓痰。

寒热并济。紫菀治疗久咳不已，不论偏寒偏热可以同调，这是它的优势所在。

紫菀还有一个重要功效，就是通便。

有一位老爷子便秘，用尽通肠药都没有效果。

他找到医生，给他开了紫菀几十克，他吃了第一剂大便就很通畅。

其他医生看了不解，紫菀如何通大便？

因为肺与大肠相表里，同时肺主气，肺一开宣，肠气下降。好像泡茶一样，把茶盖按紧，壶嘴不出水，茶盖一通气，水就流出来了，这叫提壶揭盖。

如果大便不通畅，可以考虑到外面小跑，上面气机一宣通下面肠道就通了，这一招叫宣肺通肠法。

好，我们再接着看。

那天有一位体虚患者,服用牛大力、巴戟天这样的补药都不管用,他问我怎么办?

我告诉他,桶底如果漏了,装再多的水最后也没了。

哪些是漏人体精气神的习惯呢?熬夜漏的是精神,多话漏的是气血。

一个人想要肝脏好,要少看手机,因为久视伤血。一个人想要脾胃好,要少说话,因为多言耗气。

所以人体的孔窍也是漏精气神的地方,如果能够做到少听是非、少看是非、少传是非,精神就会饱满。

款花甘温。款冬花甘温滋润,可以治疗咳嗽干咳,咳痰不爽。

有句话叫,知母贝母款冬花,专治咳嗽一把抓。

平时孩子常咳嗽,喝水也不能缓解,可以用款冬花熬水,兑适量蜂蜜,一喝咳嗽就好了。

这个方子也可以治疗秋冬天的干咳、燥咳,款冬花、贝母煮水兑蜂蜜,可润燥止咳、理肺消痰。

有一种咳得严重的肺痈喘咳，咳中带血，可用百花膏，即百合配款冬花熬成膏。

补劳除烦。款冬花能够补虚劳除烦躁。

好！我们今天就分享这里，更多精彩在明天。

第37课 金沸草、桑皮、杏仁、乌梅

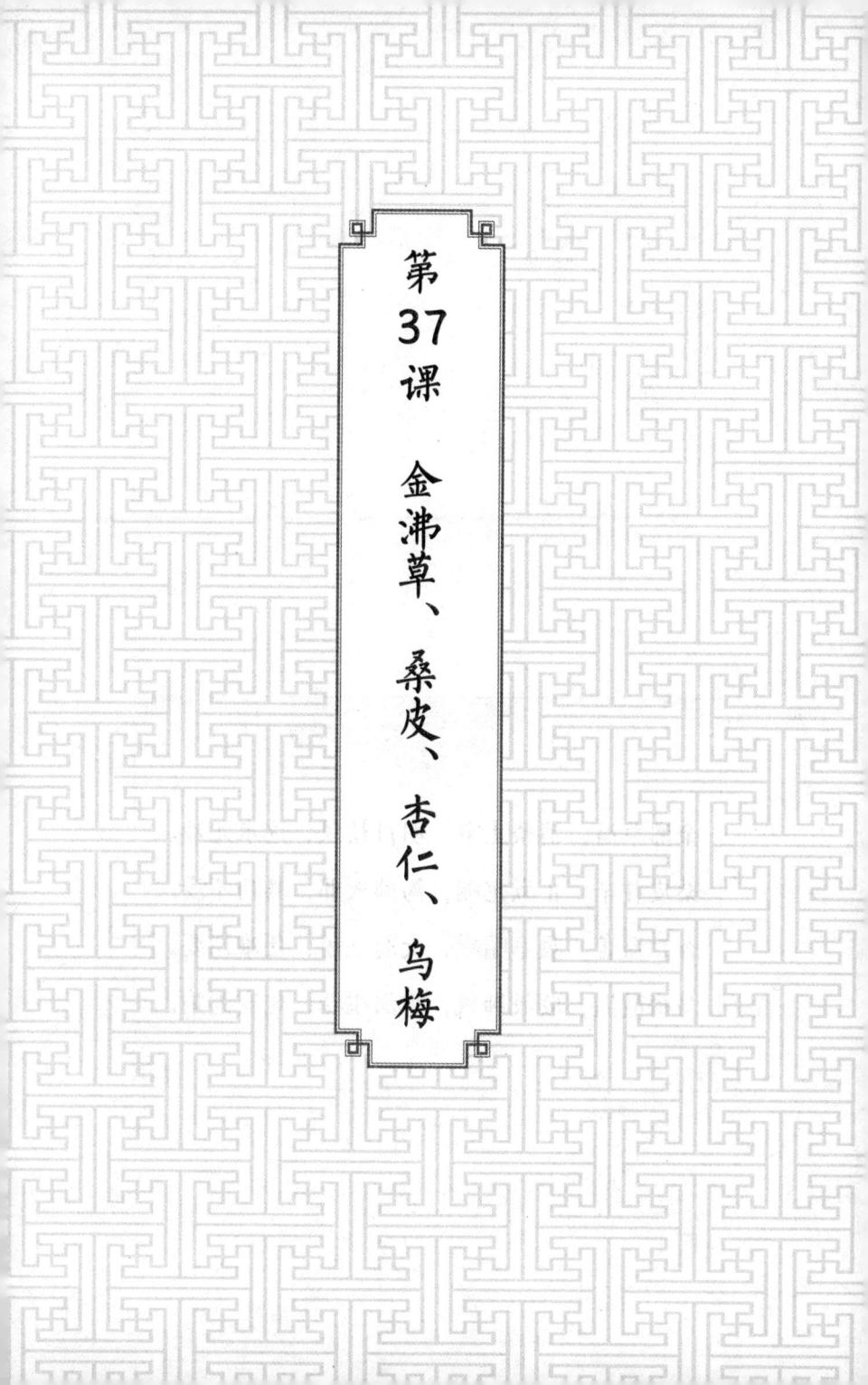

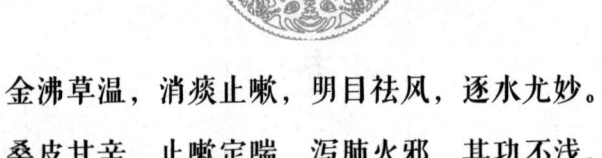

金沸草温，消痰止嗽，明目祛风，逐水尤妙。

桑皮甘辛，止嗽定喘，泻肺火邪，其功不浅。

杏仁温苦，风寒喘嗽，大肠气闭，便难切要。

乌梅酸温，收敛肺气，止渴生津，能安泻痢。

12月11日
霜
湖心亭公园

准备好没有！《药性歌括四百味》，今天讲哪四味？

县城有一位退休教师，他以前教书的时候身体比较弱，我跟他讲了一句话，强身健体十六个字。

他说，我已经听了不少养生讲座，看了不少书，但是始终都没有把身体调理好。

我说，"少动心脑，多动手脚，少用手机，多进田地"，这十六个字正中老师的要害。

他就是手机动得多，手脚动得少，在办公室里坐的时间长，户外锻炼的时间短。

他问我，为什么这个时代的孩子抑郁、暴躁的这么多？

我跟他讲，一条狗如果被绳子拴起来，它会

有两个极端，第一，它被拴着没地方跑容易抑郁；第二，它拼命想挣脱绳子容易狂躁。

现代人虽然没有被看得见的绳子拴住，但也被看不见的名缰利锁牵绊。

我昨天和金宝讲学医要闯五关，这五关闯过了，你就是响当当的人物，闯不过，在这里学十年也没有用。

第一关是懒惰关，要用勤来闯。早上六点明明闹钟已经响过，但是人还没响应，说明懒惰关你没过。

第二关是怯懦关。

一桶水八十千克，老人挑不起是因为体虚年老，年轻人挑不起多半是因为怯懦。

古人说孬种没有勇气。人为什么会劣，少力为劣。你的力量少了，品行、体魄、人格都要往低处走。

所以怯懦关要用勇气来打破。

第三关是名关，要用一个"舍"字。

我没写成书的时候无人知晓，书籍一经出版，有学校、单位、医院都希望我去挂职,图个好名声或者做讲师。

但是老师说,现在还不到时候,还不到破壳而出的时候,还要再历练。

所以要暂时舍小名,将来得大名。

第四关是利关,要用一个"放"来破。

患者拿来的红包,我们一个都不要,都要放下。

你越放得下,你的医术水平越高。像热气球一样,放下周围的束缚它才能升空。

第五关是死亡。

有人劝我,不要接癌症患者,治不好赖上你怎么办?

我想,人终有一死,与其自私自利,不如帮人帮到底。

这就是学医的五关,也是人生的五关。

金沸草,梗茎叫金沸草,花叫旋覆花。性温,能消痰止嗽。

有一位咳嗽带呕的患者,医生给他用金沸草配合半夏、生姜。诸呕吐谷不得下,小半夏汤主之。

小半夏汤即半夏、生姜，止咳用金沸草。所以此方能消痰止嗽止呕。金沸草偏温，所以治疗寒痰的效果比较好。

明目祛风。金沸草可以治疗风痰和湿气上攻头目所致眵多。

我出一个谜语，你们猜猜是什么？一样东西，它能装天装地，但有的时候一件小事都装不了，会溢出泪水，那就是眼睛。

老年人迎风流泪或者流浊水，可以用补中益气汤加蔓荆子或者金沸草，可明目祛风。

逐水尤妙。金沸草有轻微的利尿作用，它能够宣通肺气，开通上下窍，它的花还有很强的降气作用。

有句俗谚，诸子皆降，唯苍耳、蔓荆独升，诸花皆升，唯旋覆独降。

所以遇到痰湿郁阻胸胁、嗳气呕吐者，可用旋覆花、代赭石两味药。旋覆代赭汤专治痰涎堵胸，胃气不降。

我们常和患者讲，要想身体好，走路不可少。

有些人说，我已经走路大半年了，天天一两小时，怎么身体还不好？

我想告诉大家，走路也有方法。垂头丧气走，身体越走越差。大步流星走，可以疏肝解郁。

所以不同类型的人要选择不同的走法。

焦虑的人要闲庭信步；暴躁的人要安步当车；粗鲁的人要如履薄冰；话多的人要负重穿行。

曾经有个小伙子，他来的时候眉头紧皱，每次走路都要落后，腿都迈不开。

我说，腿迈不开，是因为心中有千千结，并不是他的体魄不行，也不是因为衰老，而是他没有放开心灵。

当你心中有事的时候，走一百米都觉得很远，脚步很沉重；当你心中无物的时候，一万米一会儿就到了，轻轻松松。

所以我对小伙子说，你把手甩开走，赶到前面去，郁闷之气如云消烟散。

所以说大步流星走专门对治抑郁。

有些患者走路一直低着头，容易怯懦。这种

人要昂首阔步走,背要像庄稼节节拔高一样来走。

一个人走十米,我们就可以看出他的气场。

走得大步流星的,一般肝气比较旺;得拖泥带水的,一般脾气比较湿;走得很轻快的,一般心中有喜悦感;走得有气无力的,一般是肾虚;走得前倾的,一般是心急;走得后仰的,一般是腰部湿气重;走得弯来斜去的,一般体内阴阳不平衡,不够中正、平稳。

桑皮甘辛。桑树根皮也是宝。

止嗽定喘。桑白皮能止咳定喘,治疗小儿肺热气急咳喘。可用桑白皮、地骨皮、甘草、山药,效果非常好。

泻肺火邪,其功不浅。桑白皮能清泻肺中火气。

我们遇到严重皮肤病的患者,可以用五皮饮,即桑白皮、茯苓皮、大腹皮、生姜皮、陈皮,专治肌肤浮肿、小便不利。

肺与膀胱相别通,用皮类药能通宣理肺,让水液下行膀胱。

以前有人问我怎么养生?

我问，你养过鱼没有？

他回答，养过金鱼。

我说，只需要注意到几点，鱼可以养好几年。

第一招，不能让鱼吃撑。人们都知道饿死人，但不知道饱也能饱死人，所以第一招要七分饱，莫过度。

第二招，鱼每天能晒到一小时太阳，命很长。鱼缸总放在阴冷的地方，不见阳光，鱼养活不好。

我曾经养过一条手指这么大的小鱼，养了大概七八年。我每天都把鱼缸搬到能晒太阳的地方晒一小时，而且定量喂食，鱼都可以活得很久，何况人呢？

孩子不需要刻意养生，只要不伤身就行了。

身心清净了，生命比彭祖。

而且，养鱼的水隔段时间要更换，人的血液隔段时间也要靠清淡饮食来进行清洁。

杏仁温苦。杏仁味苦性温。

风寒喘咳。风寒喘咳可以用杏仁。有一个杏苏散专用于秋冬天干燥着凉后干咳。

杏仁是仁类药，凡仁皆润，可润肺润喉。

大肠气闭。你看冬天的河流得慢，老年人到了秋冬天大便干涩硬结。

这时可用杏仁、火麻仁两味，捣烂熬粥，可润肠通便。

便难切要。大便很困难，切记要用上它。

我遇到一例老爷子习惯性便秘多年。

我让他用芝麻研粉服用，平时用杏仁、火麻仁熬粥，能够润肠。

老爷子服用了半个月就治好了习惯性便秘，不用再吃泻药。所以，有的时候食疗方也很有效。

我们人体的行为很有意思，生气的时候会捶胸顿足。

我想捶胸顿足并不是别人惹你生气，而是自己的心胸不够宽广，都要把胸口锤开，把脚跺开。

人冲刺的时候会握紧拳头，长跑的时候会咬紧牙关。

可见，人的爆发力在于心，十指连心；人的持久力在肾，其精华聚在齿。

所以，如果一个人的爆发力很好，反应敏捷，表明心脏好；如果一个人能一直干活不疲倦，耐力好，表明肾好。

想锻炼耐力就要固肾，想练好灵活力和爆发力，就要强心。尤其是心肾不好的人，要记住这两点。

乌梅酸温。乌梅酸酸的，收敛肺气。

有个咽痛患者，问该怎么办？

我说，急性咽痛你就用乌梅加点糖或者调点蜂蜜，温水调服，咽喉就不痛了。

特别是吃了煎炸烧烤类食物后咽喉痛，可以喝酸梅汤。因为它能收敛肺气，降肺火。

止渴生津。辛甘化阳，酸甘化阴。如果晚上翻来覆去睡不着，可以取几颗酸梅调点糖水喝，便可安然入睡。

能安泻痢。泻痢热久肛门都容易脱垂，可用乌梅煎水收敛肠道。它不单安泻痢，治疗崩漏的效果也不错。

妇人崩漏，可以用乌梅烧灰研末，直接调服，可起到收敛止血的作用。

乌梅还有一个重要的作用，它能够安蛔，虫得酸则静。

所以治疗蛔虫病，先用酸使它静，再用黄连、黄柏促进其下行。最后再用点大黄一泄一排，排出虫体。

治虫就三句话，虫得酸则静，得苦则下，得辛则伏。

乌梅汤是中药十大最难喝之药，既酸又辣还苦，五味杂陈。

人都觉得难喝，那虫喝了自然赶紧跑。

好！今天就分享到这里，更多精彩在明天。

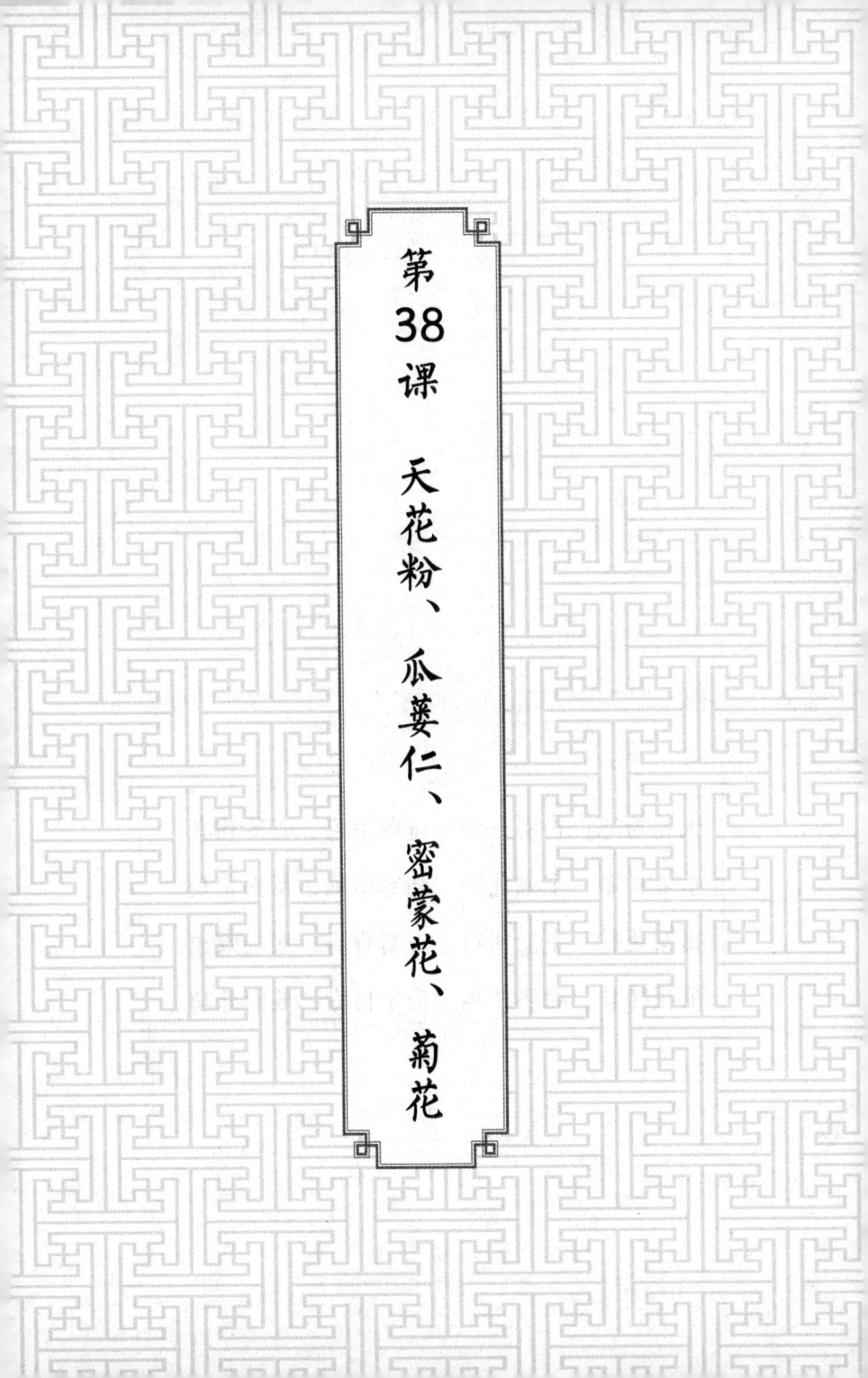

第38课 天花粉、瓜蒌仁、密蒙花、菊花

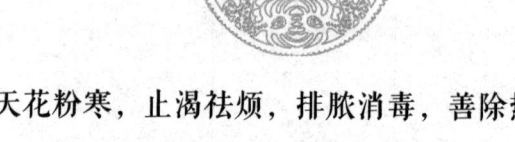

天花粉寒，止渴祛烦，排脓消毒，善除热痰。
瓜蒌仁寒，宁嗽化痰，伤寒结胸，解渴止烦。
密蒙花甘，主能明目，虚翳青盲，服之效速。
菊花味甘，除热祛风，头晕目赤，收泪殊功。

12月12日

晴

湖心亭公园

准备好没有!《药性歌括四百味》,今天讲哪四味?

今天天气好像暖和了一点。

我们以前看电视剧《铁齿铜牙纪晓岚》,那里面有一个经典的场面,乾隆游江南命纪晓岚随从。

游到山好水好的地方,江南的很多才子来献诗,当地官员感慨,你看我们江南,多山多水多才子。

皇帝一听,问,你们南方是多山多水多才子,那我们北方呢?

纪晓岚脑瓜一转,山再高高不过天,水再广阔也比不上平原陆地,所以比水更多的是地。那比才子更大的是谁呢？圣人、圣王，所以一个圣王顶得过千万才子。

一片天可以盖住无数座山，一块地可以承载起无数河流。所以我们北方有一天一地一圣王。

任何领域里都是人才济济，关键是你能不能成为这个行业的"王"（顶尖）。

我们学医也是一样，但是要怎样成为王者是有方法和步骤的，人的事业和他的精气神是连通的。

比如，心气强的人他的愿望可以发得很大，所以天马行空的人一般心脏很好。肾精足的人一般善于坚持、耐力好。肝气旺的人做事情雷厉风行、果断、毫不犹豫。

为什么我们用了那么多四逆散，因为现代优柔寡断的人太多了。当断不断，反受其乱。纠结、郁闷在这个时代成了生病的"主旋律"。

心发愿力，而智存在于肾。所以发愿像踩油门，可以踩得很大，但是肾精像油，油不够，油门踩再大也没有用。

所以，我平时嘱咐你们休息和锻炼身体很重

要。后劲不足，败事有余，后劲就是由肾所主。

天花粉寒。天花粉寒能清火，如高热后口干舌燥，天花粉、芦根、白茅根、知母熬水，专门治疗咽干口燥。

天花粉能止消渴，天花粉、葛根、山药、五味子、苍术、玄参等药均有相似功效，这几味药是治疗口干渴、消渴、养津生阴的要药，可用于糖尿病患者。

我们上次义诊时碰到一个阿姨，她晚上渴醒过来，喝半壶水还不解渴。

喝水不等于滋阴，还要用一些养阴之品，四逆散加山药、玄参、苍术、五味子、熟地黄、枸杞子，才能真正解身体的渴。

治疗消渴证要滋阴养液，苍术、山药还可健运脾胃。

排脓消毒。天花粉可治疗疮痈肿毒，仙方活命饮中就有天花粉。

善除热痰。邻居家孩子脸上长了痤疮，能挤出来黄脓水，可以当作疮痈来治，用排脓解毒法——仙方活命饮。

仙方活命饮表面上是治疗疮痈肿毒，实际上也可以治疗顽固痤疮。它能善除热痰积垢。

中医还有一个滋燥饮，治疗肺燥咳嗽，药用麦冬、天冬、生地黄、白芍、秦艽、天花粉。

如果煮成汤水兑些蜂蜜，润燥效果更佳。有些人干咳痰中带血丝，也可用滋燥汤。

好，我们接着看。

皮球如果亏了气会皱，弹不起来。孩子如果气不足会撅嘴，走路懒洋洋，做很多事情都不太情愿。

这个时候需要适当补气来解郁。小孩子用补中益气汤的剂量要少五六克，可以缓解少气懒惰的症状。

瓜蒌仁寒。瓜蒌仁寒凉，它最大的作用就是宁嗽化痰。如果感觉胸中有痰咳吐不干净，可在辨证方中加瓜蒌仁或者全瓜蒌，促进排痰。

我们洗碗的时候有很多油垢，洗不干净时需要用洗洁精。咳痰像油垢一样，咳不干净，瓜蒌仁的作用就类似洗洁精。

凡仁皆润，火麻仁润滑大便，瓜蒌仁就润滑痰。车前子仁润滑小便，它们的作用方向不一样。

咳嗽的患者就诊，我会问痰是不是很难咳出来。

他如果回答是，就在四逆散宽胸解郁的基础上再加全瓜蒌。二三十克服用一两剂，痰就很容易咳干净。

伤寒结胸。伤寒后痰浊、黏痰、黄痰留结在胸中，可以用小陷胸汤连夏蒌，宽胸散结涤痰优。

解渴止烦。瓜蒌仁还可以解口干渴、解心烦。所以晚上睡眠质量差，而且有痰、口干的，可以用瓜蒌仁。

瓜蒌仁还有一个很神奇的作用，它有润肠通便的效果。全瓜蒌偏于润肺，单用仁润肠。

肠燥便秘患者可选杏仁、瓜蒌仁、火麻仁这些仁类药，润通大便。

人为什么要养好五脏六腑？好多人事业和学业失败，败就败在五脏没养好。

强大的心脏可以让人成为领导，心者君主也。

肝者干将也。果决、雷厉风行才能够做一个好的干事。

你想做一个普普通通的人，脾一定要养好，脾主平和。

一个人想要有气魄，做事情很突出，肺要养好。肺主魄，肺好的人做什么事情都能一马当先。

肾脏强的人做工精细，而且头脑中常有很多灵感。

我常讲，你们下午看似在习劳，实际就是在强腰肾，为你们早上写文章准备灵光的头脑。

肾水不足、睡眠不足，都会影响心脏泵血的功能，进而导致大脑缺血缺氧，记忆力下降。

你们平时如果没有锻炼好身体，五脏没有调匀，读书都会觉得很难、很苦。

密蒙花甘。密蒙花是甘甜的。

主能明目。密蒙花能明眼目。

罗屋村的患者说，最近几天眼睛老是痒，可以用密蒙花、蔓荆子、木贼、白蒺藜。

有个密蒙花散，对于眼目刺痛瘙痒难耐的效

果很好。

方中密蒙花、菊花、白蒺藜、木贼、羌活、石决明，都是疏肝降肝、平肝清肝之品。肝开窍于目，密蒙花主明目。

虚翳青盲。肝血不足后，觉得眼有翳障，甚至飞蚊症，可用枸杞子、青葙子、密蒙花，治疗虚翳青盲，服之效速。

所以，血虚肝火旺会导致眼睛炽热疼痛，这时你要用滋阴养血之品。

枸杞子、菟丝子、桑椹子、密蒙花，还有夏枯草、桑叶、菊花，这些药都可以用来治疗眼病。

那天，苏兰姨从早上六点多一直干活到下午，中午只睡了半小时左右，都没有喊累，而且笑容灿烂。

我很奇怪，为什么有些小伙子干活，有的时候不到一小时就喊累，老阿婆干一整天还声音洪亮。

因为喜欢和不喜欢决定了累或不累。

我觉得，发展中医学你们还不能担大任，不是说你们能力不够，而是对中医的热爱不够。如果足够热度，你们每个都是干将。

心主喜，心就是君王。如果能常喜悦做事，就是这个行业的王，就是君，就是领导。

所以我们接下来要"造王"，要拍中医电影，要做中医漫画，这方面都是要造就人才，要造就这些能够喜欢热爱中医的人才。

不一定聪明绝顶，但一定要热爱。

我之所以这么自信，是因为自认没有多少人能够比我更喜爱中医。

并不是说，我的中医学问天下第一，而是对中医的热爱绝对不输给他人。

菊花味甘。菊花是甘甜的，尤其是四大怀药之一的怀菊花。

你们知道哪四大怀药吗？

怀菊花，治疗眼睛的；怀牛膝，治疗膝盖的；怀山药，治疗脾胃的；还有怀地黄，治疗腰的。从上到下，由眼睛到胃、到腰、到膝盖。

河南为什么以前多出圣贤？那里的土地很厚重，两三层楼下面都是松土，淮山可以一钻到底。

怀菊花明目；怀山药健脾；怀地黄补肾；怀牛膝强腰膝。

要想少得病，需要把胃养好；要想长寿健康，一定要把肾养好。

平时想要少生病，呼吸要到肚腹。如果想要强壮，呼吸一定要到膝盖。如果想要长命百岁，呼吸必须到脚尖。

庄子讲，真人之息在踵。修真之人，呼吸一口气就到脚尖了，一口气顶别人好几口气。

我之所以那么热爱干活，是因为体会到了它的好处。

你们凡是不热爱干活的，其中的好处还没体会到。等你们洗髓知味的时候，让你们放弃都不同意。

菊花味甘，除热祛风。风热感冒，咽喉痒痛，直接用金银花、菊花两味药各10～15克泡茶。

头晕目赤。上次二村坚叔头晕目眩，一量血压160毫米汞柱，他不知道需不需要赶紧吃降压药。

我让他买菊花、夏枯草、桑叶各20克，不

单治眼睛，还可以平肝潜阳治疗肝火上亢的头晕目赤。

坚叔喝了药当天眼睛就不胀痛，头也不晕了，第二天再去量血压，居然降到130毫米汞柱，他现在已经不服降压药，血压也能保持稳定。

所有凡是由肝火上亢引起的头晕目赤均可用菊花。

收泪殊功。菊花可收眼泪，功效非常特殊。

老年人莫名其妙控制不住掉眼泪，可以取适量菊花、枸杞子、蒲公英，吃下去就能缓解症状。

如果还不见好转，就需要加补中益气汤。气补够了，津液就不会乱走。就像堤坝，如果筑得牢，水自然不会泛滥。

老年人补气健脾，泪水就能收住。

菊花还有一个治疗疔疮肿毒的效果，不过要用野菊花，平常的家菊偏甘，野菊花苦。

身体长顽疮要用野菊花，如有一位鼻子里长疮疔的患者，痛得要死，口干口苦。这是肝火肺火旺，可用菊花、金银花、甘草各30克煮水，吃到三剂就可见明显效果。

甘菊汤，菊花、甘草、金银花专治疔疮肿。

好！今天就分享到这里，更多精彩在明天。

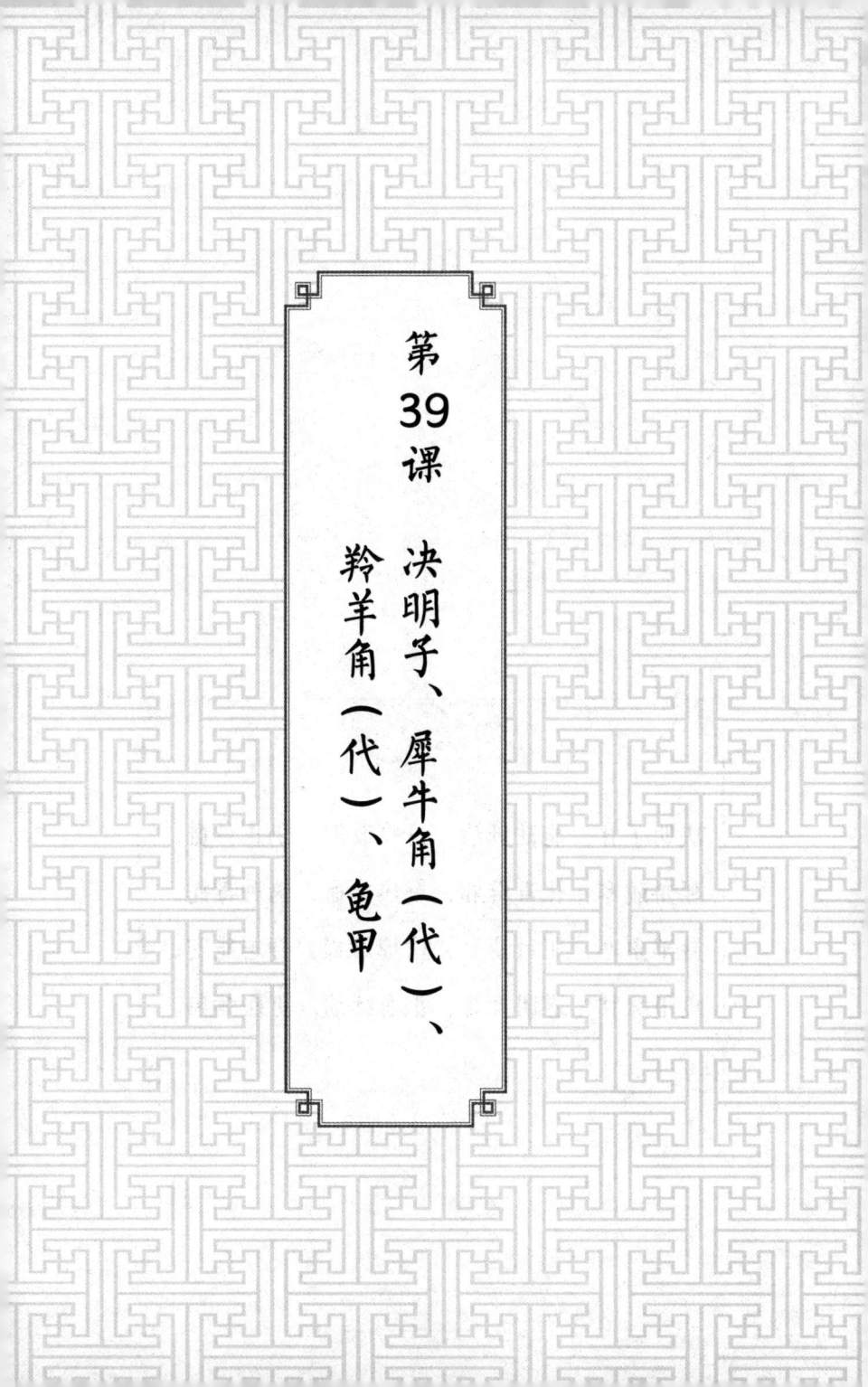

第39课 决明子、犀牛角（代）、羚羊角（代）、龟甲

决明子甘,能祛肝热,目疼收泪,仍止鼻血。
犀角酸寒,化毒辟邪,解热止血,消肿毒蛇。
羚羊角寒,明目清肝,祛惊解毒,神志能安。
龟甲味甘,滋阴补肾,止血续筋,更医颅囟。

12月13日

阴

湖心亭公园

准备好没有?《药性歌括四百味》,今天讲哪四味?

我早上碰到一个阿叔在跑步,我说很少见你锻炼身体。

他说,听说跑步对身体好,而且要早起跑。

我看他眼眶黑黑的,就问他昨晚睡得怎么样?

他说,睡得不行。

我说,如果你睡得好,早起小跑叫勤劳;如果睡不好,早起锻炼就叫劳损。

同样一个动作,精气神饱满的时候做叫健身;精气神亏虚的时候做就伤身。

我看他有黑眼眶说明人很疲累,再去剧烈运动,最严重的情况可能会猝死。

他听了马上由跑步改为慢走。

决明子甘。决明子甘苦，能够滋阴泻火，子润滑，能够甘润肠道。

郝老先生治疗大便秘结的患者，用四逆散加火麻仁、决明子、莱菔子，一剂药下去大便就很润通。

我问，为什么用这几味药？

老先生说，决明子平肝润肠，配炒莱菔子降胃通肠，治疗大便秘结功效非常好。

能祛肝热。决明子可以祛除肝热。有些患者一生气，眼珠痛胀，就用决明子、菊花泡茶。肝开窍于目，肝热除，眼睛就不痛胀了。

还有一些由血压高的目珠赤痛患者，用决明子配蒲公英。高血压最明显的症状就是头晕和眼珠胀痛，大便不通。蒲公英、决明子各30克煮水，大便通了，眼珠胀痛也好了。

古籍讲，蒲公英主目珠痛，决明子主便秘不通，也能够治眼睛，所以它叫决明子。

有一位老爷子八十多岁，不用戴眼镜，蝇头

小字他都看得清。人家问他为什么,他就作了一首诗。

老翁八十目不瞑,日书蝇头夜点星。
并非天生好视力,只缘常年食决明。

可见,长期服食决明子可明目。

目疼收泪。决明子可治疗目珠很痛,泪水收不住,特别是老年人迎风流泪,可以用决明子、荆芥、防风。

仍止鼻血。决明子还可以止住因肝热上亢、木火刑金导致的鼻出血。

我上次碰到一例患者,咳嗽以后擤出来的鼻涕都带血丝。火气很大。

我用小柴胡汤加决明子、木贼、墨旱莲,两三剂药下去,鼻涕就不带血丝了。

他一看鼻涕带血丝吓了一跳,以为得了大病。

我告诉他,火气大问题大,火气小问题小。

犀角现在已经禁用了,一般用水牛角代替。

犀角酸寒。犀牛角咸寒能清火，以前小儿高热神昏不识人，刮一点犀角粉末兑水喝下去就能退热。

犀牛常年潜藏在寒冷的沼泽深处，所以它的角带有咸寒之性，可以退火、降火。

化毒辟邪。身体有毒热，如莫名其妙的皮下出血，可以用犀角地黄汤，治疗血热妄行，所以它能解热止血。

消肿毒蛇。犀角还可以治疗一些毒蛇、蛇虫咬伤，尤其中毒严重昏迷或休克的患者。

中医有安宫牛黄丸、止血丹、至宝丹，都含有不同比例的犀角。

有一种严重的疔疮叫走黄，长在手脚，并沿着手脚往嘴上长。向中心长的属于恶证，很危险，如果向四周不断长的，说明病情在减轻。

治疗类似严重的疔疮肿毒的，可用到犀角，清除心脏的毒素。

所以《药性赋》讲，犀角解乎心热，羚羊清乎肺肝。

那天我们看到一群牛在上车村走过，很安详地在溪边吃草。又看到雄鹰在天空中飞过，自由自在。

人是万物之灵，应该能享万物之福。

牛最大的福气是吃草的时候很安详，雄鹰最大的福气是它很自由。

所以并非吃他们的肉，而是像它们那样安详的进餐，自由的飞翔。

所以我就写了两句诗：牛羊平静必须有，雄鹰自在不可无。

如果会观察，也能享尽大自然的福。

羚羊角也是禁用品，现多用黄羊角或山羊角代替。

水库小三峡对面就有野羊，天气转变的时候就会叫得很大声。

羚羊角寒。羚羊角寒凉，有明目清肝之功。

羚羊角可治疗小儿高热抽搐，或高血压引起的眼生翳膜。

祛惊解毒。羚羊角可祛除惊吓惊风，解除毒浊。

如小儿梦魇，服食羚羊角粉可使其安睡。

神志能安。现在很多孩子多动令父母头痛。神智定不住属于心火燥、肝火重，可以适当用点羚羊角粉。

好，我们再接着看。

其实人生最宝贵的是什么？精气神。精少则病，精尽则亡。不可不思，不可不慎！

哪些地方会耗伤人体精血？

第一是心急躁。有些人吃得很营养，但是他的心很躁。

第二是肝怒。肝怒耗血。有形之火烧万贯家财，无形之火烧气血精神。

第三是思虑耗精神。脾主思，所以思虑过度，当断不断的，这样的人很容易累。

很多妇人有乳腺增生，是因为思则气结。思虑过度，眉头一皱，经脉打结，气血郁阻。这就好似路上堵车一样，身体长包块。

第四是肺火旺。煎炸烧烤吃多了消耗大量的肾水，人也会没精神。

第五是熬夜伤肾。所以熬夜精神也会伤，没精神就有病气。

所以有句话叫作，没什么，别没精神，有什么，别有毛病。哈哈，这两点能做得到，你的人生就会微笑！

这味药叫龟甲，乌龟的甲板。它是潜阳的，你看龟一下子潜到泥土或者水底下去。它熬出来的胶滋阴补肾。

孩子发育不良，中老年人肾虚骨质疏松，都用龟甲。

止血续筋。龟甲胶可以用于妇人止血，可以续筋。

更医颅囟。什么叫颅囟？小儿囟门未合，发育不良，就要用些龟甲促进闭合。

龟甲还有一个很重要的作用，它可以治疗健忘。

龟最厉害的是静功，要如龟寿长，生命在静养。要有牛马壮，营养在吃草。

昨天，我发现润雅的内力出来了，干活时有用不完的力量，这是历练出来的好现象。

所以我们学医最重要学两点，第一点是跑得要像兔子快，第二点是跑得要像乌龟耐。

先说像兔子快，我们每天早课短短半小时，可以讲你们一天都学不完的东西。

再说像乌龟耐，一年三百六十五天没有一天断讲。

所以那次有位老师说，你的课怎么能讲得这么好？

我回答，我们没有一天断讲。

好！我们今天就分享到这里，更多精彩在明天。

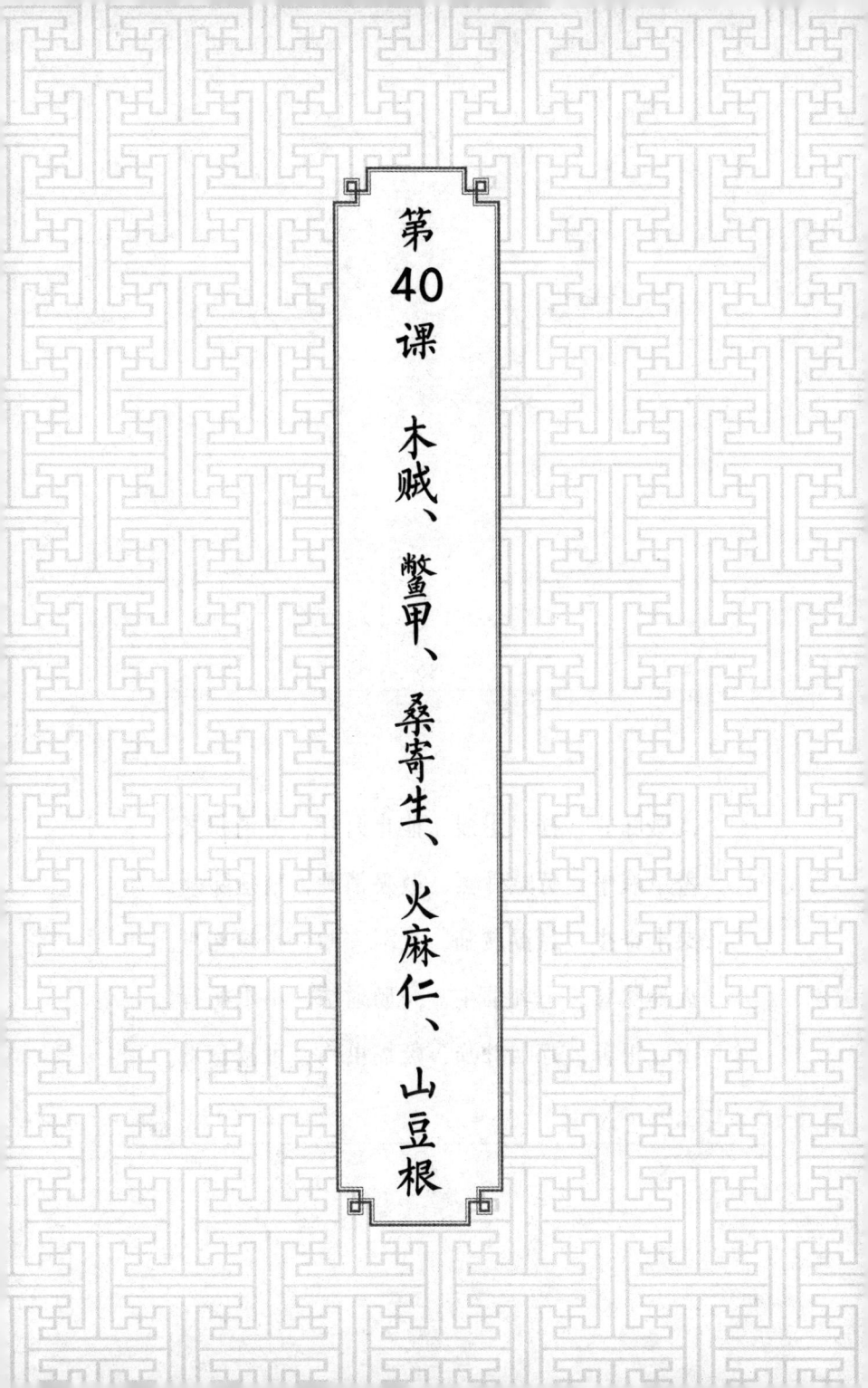

第40课 木贼、鳖甲、桑寄生、火麻仁、山豆根

木贼味甘，祛风退翳，能止月经，更消积聚。

鳖甲咸平，劳嗽骨蒸，散瘀消肿，祛痞除癥。

桑上寄生，风湿腰痛，止漏安胎，疮疡亦用。

火麻味甘，下乳催生，润肠通结，小水能行。

山豆根苦，疗咽肿痛，敷蛇虫伤，可救急用。

12月14日

晴

湖心亭公园

准备好没有？《药性歌括四百味》，今天讲哪几味？

你们知不知道？我们身体、学习、工作的状态都与脏腑息息相关。

有些人抱怨自己的事业做不成是命运，是因为外界环境，其实问题出在自己身上。

心脏好的人心平气和；肺脏好的人宠辱不惊；肝脏好的人果断、勇敢；脾脏好的人任劳任怨；肾脏好的人持之以恒。

例如，一个人不能任劳任怨，做一点事情就撅嘴，说明脾脏不好，因为脾开窍于口。

所以五脏就是你的命运，不要抱怨外在环境，要强化自己的五脏功能。

今天我们先看木贼，木贼味甘。

我们田里长了很多木贼，它能祛风退翳，驱散风热眼疾，退除眼生翳障。

我们有个眼三药叫白木公，白蒺藜、木贼、蒲公英各30克。

有一位卖水果的大叔眼睛红赤疼痛，我路过他的摊位时被他叫住，问我怎么办？

我说，用木贼、蒲公英、白蒺藜各30克熬水，晚上喝第二天早上就能好。

所以，木贼治疗眼睛热胀、过度用眼有神效。

能止月经。木贼能够升阳，止月经量过多。

更消积聚。我们遇到一些因瘀血造成的脂肪肝、眼目昏花患者，可以用木贼消除积滞。木贼草中含有挥发油，能够行气解表。

有一个神消散，木贼、蝉蜕、蛇蜕加在一起，能够让身体的杂质脱落下来，取其脱落之象。谷精草为治眼要药，苍术能除目盲，再加黄芩、炙甘草，这七味药专治风热目赤、眼生翳障。

那天我们去租房子时碰到明叔，他说为了给

儿孙建房，累得老皮都脱了一层。

但是他心里很高兴，为了儿孙再苦也觉得高兴，他有动力。

圣人将天下人当作儿孙，为万世谋福祉，所以他脱层皮也很快乐。

所以我就跟他讲，虽然你脱了一层皮，但是没有动到筋骨，而且大树每脱一层皮就长大一层，这就是脱落之象。

上车村的小江叔熬夜做产品，连续熬了半个月，眼睛红红的、痒痒的，而且越揉越红，先是一只眼睛，后来发展到两只。最后两眼红得像兔子眼一样，怎么办呢？

木贼、蒲公英、白蒺藜、蝉蜕、蔓荆子、青葙子这几种治眼的药混合在一起，再加到地黄丸里。这些种子都是入肾的药，肾主瞳仁，能滋阴息火。

小江叔吃了两三天以后，红肿热痒的症状得到了缓解。

一个人气喘吁吁是因为什么？气喘吁吁是肾

虚，肾不纳气。

一个人心急火燎，是因为他的气不能向下走。

所以我们平时看似在农场里干活，其实是在练五脏。

五脏功能得到强化，你就身强力壮；五脏的功能没有锻炼出来，在哪里干活都是在干苦活。

所以要把干活当修炼，让所有的苦都化为乐。你如果把干活当苦活，你就会越干越苦。

鳖甲咸平。鳖甲是咸的，能够下潜，就好像鳖往泥土下钻。

劳嗽骨蒸。青蒿鳖甲汤可治疗骨蒸潮热，鳖甲能带入骨头。

患者高热后或妇人更年期脏躁，表现为骨头蒸蒸发热，可用青蒿鳖甲治疗。

散瘀消肿。鳖甲可以散除瘀血，消除肿胀。

郝老先生治疗肝硬化、脂肪肝，严重者有瘀肿、肝偏大等，常在辨证方如四逆散里加三棱、莪术、鳖甲、皂角刺，以发挥软坚消瘀散肿的作用。

去痞除癥。鳖甲可用于治疗肝脾大或者经闭

癥瘕。

曾经有一位闭经的阿姨，吃了药过后月经恢复正常。我用小茴香、厚朴、三棱、莪术等。她吃了这几剂月经就恢复了，很高兴。

我为什么没有用鳖甲等动物药？除非是子宫里有严重的积块，才考虑用动物药。动物药有一个特点是擅动，尤适于癥瘕积聚。

癥瘕积聚是气血停留在身体某处所产生的，瘤者气血留也，所以要用虫类药，让气血能够走动。

鳖甲还有一个重要的作用，它可以镇静。看甲鱼一潜藏在水里，可以整天在那里静悄悄的，这是天生定静功夫很好。

对于顽固失眠或者热病后，如孩子发热后手脚抽搐，可在辨证方中加点鳖甲、牡蛎。牡蛎在大海里也常潜藏在水底，与鳖甲有异曲同工之妙。

这些都是能静能定的药，吃了就能让人镇定下来。所以治疗小儿症可用鳖甲配牡蛎。

我刚才讲气喘吁吁、急躁者为肾不纳气，鳖甲、牡蛎可潜阳潜阴入肾。

昨天，莆田的一位医学爱好者寄来了四大箱书百斤余，有医书、有善书。我们五经富将来要建一个大图书馆，把这些书通通放上去。

我刚学医的时候也喜欢各类方书。学小方小药就像捡到珍珠一样，捡一个都很开心。但珍珠千粒不如绝世一钻。

你们来老师这里学东西，学如何治病只是一部分，只是门户。

如果你们能够学到如何教书育人，如何普及中医，这些才是绝世名钻。

任何一个行业到最后都会通向教育，通向培养人才，行业的顶端不是登峰造极，而是培养出更多的人才。

桑寄生，桑上寄生，它有一个神奇的作用，我们五经富的很多家长都知道它是补肾药。

每当男孩到了发育的时候，声音开始变了，喉结开始出来了，要拔节了，要长高了。这时，很多五经富的家长都知道用杉树寄生或者桑寄生煮糖水给孩子喝，再让孩子多运动，骨骼会发育得很好，有可能多长高两三厘米。

其实，这是利用了桑寄生补肾的功效。

风湿腰痛。风湿腰腿痛可用杜仲、桑寄生、川续断、川牛膝，这四味药是腰四药，治疗腰痛效果好。

我们用四逆散加腰四药治疗普通的风湿腰痛，服用后症状马上缓解。

止漏安胎。妇人胎动不安怎么办？张锡纯有一个寿胎丸，就是桑寄生、菟丝子、续断、阿胶四味药。

疮疡亦用。桑寄生还可以用于刀伤、疮痈、疮疡、外伤。

上次广州的一例患者车祸后骨头老是长不好，局部隐痛，问怎么办？他已经吃了很多活血药，效果不理想。

我说，你这是肾水不足，不荣则痛。现在需要补脾肾，用补中益气汤配合桑寄生、续断、枸杞子、巴戟天、肉苁蓉等补肾健脾药，一剂下去就不痛了。气血充足，伤痛之处就能修复得更好。

好，我们再接着看。

其实治疗风湿腰腿痛，最厉害、最常用的是独活寄生汤。

上次在石坑村义诊的时候，有一位老爷子腰部痛，一伸直就痛。

我让他去买独活寄生丸，他第二次来的时候说不痛了。独活寄生丸治疗风寒湿腰痛效果显著。

晚上的时候我们走夜路的时候会碰到一些萤火虫，尤其是夏天的时候，成百上千只在田园到处飞。但是那么多的萤火虫聚在一起才亮。

也就是说，我们有千思万想，如果不能灌注到一处，就不会发亮。

流萤千只不如蜡烛一盏，千思万想不如专心一干。

麻仁味甘。火麻仁甘甜益力生肌肉，它可以让人强壮，特别是便秘又消瘦的老人。

广西巴马地区的老人从早干活干到晚，还精气神足。当地人就有吃麻仁粥的习惯。

下乳催生。火麻仁润滑，产妇吃了乳汁通畅；

它还可以润燥，《药性赋》记载麻仁润六腑之燥坚。

润肠通结。哪种类型的人大便最容易干燥难排？

第一种是因发热消耗了大量水分；第二种是妇女生完孩子后血虚津亏，因为精血同源，血少，大肠的津液也会干；第三种是老人，老人像老树，越老皮越薄、越干。

那天我在想，是应该下雨天还是晴天修房子？

晴天不修房，下雨就雨淋头。人如果健康时不锻炼，一旦得了大病扛不住。

我刚学火麻仁的时候临证试效过，有一位气虚便秘的老阿叔，一劳累就大便难下，如果过度使劲还会脱肛。

我说，补中益气汤加50克火麻仁、30克制首乌，一个润肠，一个补肾，增液行舟。

结果他逢人就夸没有吃过这么好的通便药。

但是方中全是补益药，哪味药能通便呢？

我是以补药之体做泻药之用，把津液补足后大便自然通畅。

这就好像人握着香皂，稍微一用劲它就滑走了。火麻仁、制首乌滋润肠道，补中益气汤补足力气一用劲，大便就下来了。

他现在每隔半个月或一个月还会吃一两次，吃了不只大便通畅，人也精神，所以这个方子很好。

小水能行。小便又叫小水，火麻仁可以通畅小便。老年人便秘可用成药麻子仁丸。

我们看见溪边有很多沙石，它之所以能够成为人皆仰望的高楼大厦，是因为有钢筋水泥凝固。

钢筋水泥就好像人的傲骨。一个人只要有自强的傲骨，学习别人的本领就会成为提升你高度的沙石和泥土。

山豆根苦。山豆根的味道很苦。

疗咽肿痛。咽喉疼痛严重，可用山豆根10克煮水。

我有一位同学试效山豆根，对治疗咽喉疼痛果然有效，就是药太苦。

我觉得药物再苦，都比不上一个人没有目标苦。这世上最痛苦的人就是没有目标的人，他不知道自己要做什么。

敷蛇虫伤。被蛇虫伤过后,局部会肿会痛。山豆根苦寒清火消炎热,药力不亚于黄连。

可救急用。蛇虫咬伤就直接将山豆根捣烂敷上去,能很快消肿。

如果咽喉痛,也可以单用山豆根,或酌加锦灯笼,效果就更好。如果痛到都发不出声,要加胖大海、射干、板蓝根。

患者如果平时大便溏烂、脾虚便溏,要少用山豆根这类极苦药,中病即止,以防寒凉伤中。

好!今天就分享到这里,更多精彩在明天。

第41课 益母草、紫草、紫葳、地肤子

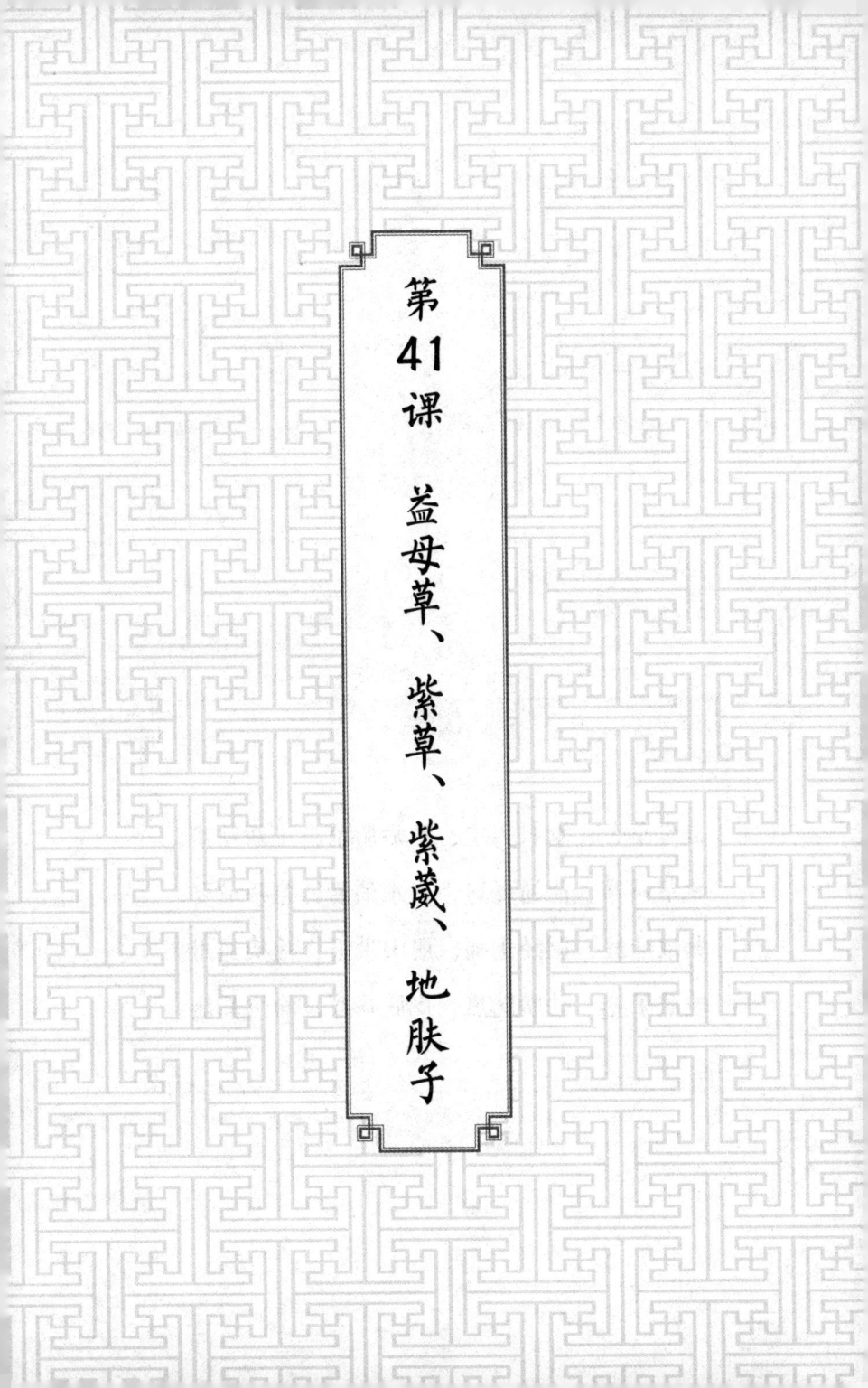

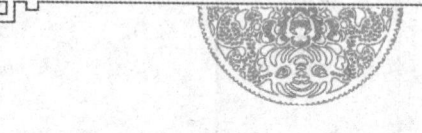

益母草苦，女科为主，产后胎前，生新祛瘀。
紫草咸寒，能通九窍，利水消膨，痘疹最要。
紫葳味酸，调经止痛，崩中带下，癥瘕通用。
地肤子寒，祛膀胱热，皮肤瘙痒，除热甚捷。

12 月 15 日

晴

湖心亭公园

准备好了吗？《药性歌括四百味》今天看看讲哪四味。

我昨天碰到兴哥，兴哥跟我说，好心没有好报，他把田借给别人，别人连根菜都没有给他。他还帮助过别人，也没有得到应有的回报。

我笑着跟他说：你看，种菜呀，你把种子撒下去，不一定就会长出菜给你吃，你把树种下去，也不一定就立马结果。

有些好报来得比较晚，有些好报啊，需要你持续做好事，浇灌、耕耘、施肥，不是说我浇一次水，就会有好报，就能有菜吃，而是要持续一直浇水。

好事也是啊，要想让好事有回报，必须持续

做好事。做一两次好事不一定会立马有好报,但是持续做好事就一定不会缺少好报。

他听了后笑着说:你没有种地,还给我讲种地的道理。

益母草,你听它名字就知道,它很有益于女性。

益母草苦,能够降浊,降的是什么浊?降的是瘀血、水热。益母草性微寒,苦泻凉降,所以女性瘀血烦热、月经不畅可以用它。

哪种类型的妇科疾病要用到益母草呢?如妇人瘀血阻塞导致闭经,一味益母草既活血,又通经,还可下水。

益母草是活血利水药,单味益母草配红糖熬膏,可补血通经。产后胞衣胞胎排泄不干净者,可以在完带汤中加益母草,有助于血水下行。

因为这味草药实在太好了,所以就制成了颗粒剂,服用方便,效果显著,如益母草颗粒。

益母草可祛瘀生新,瘀血去则新血生,所以跌打损伤都可用它。

有一次我碰到一位脚受伤的患者,脚背肿胀,锃亮锃亮的，血液循环不畅，形成瘀血，导致水肿，叫血不利则为水。我给他用桃红四物汤加益母草、泽兰，3剂药下去，瘀肿就消掉了。

活血药再加益母草利水，可以消跌打伤所致的局部瘀血水肿。

益母草还能治疗乳痈、疔疮，直接捣烂敷在患处，痈疮就会消下去，效果非常好。

昨天有一位常年害怕的患者，她很害怕得疾患。我说人怕病魔，病魔怕谁？病魔怕气魄。如颈椎病可以让一个人愁眉苦脸、抑郁不乐，但是有魄力的人，大病加身照样可以活得绘声绘色。

所以体魄很重要，没有好的体魄，人就很难有乐观积极的心态。有魄力的人，老虎都躲着你；没魄力的人，鸡也会来啄你。

再联系到现实中的这些情况，我们就能知道人跟疾病要怎样相处了，那就是不能害怕。

紫草咸寒，咸能降，寒能清，这味药最厉害之处就是能够降血中热毒。所以烧烫伤，会用到它，如紫草膏。

紫草能通九窍，如痘疹、血斑，还有一些患者面部有斑退不掉，紫草快斑汤能消斑退瘀，对于血热型者效果尤佳。如经常吃一些辣椒等辛辣食物，导致局部血热长斑，用紫草、蝉蜕、木通、赤芍、甘草。

紫草能利水消膨，可以把多余的水利掉，消除膨胀。

紫草治疗痈肿溃疡，还有烧烫伤，常配血竭、当归熬膏外敷。

紫草还可治疗严重的青春痘，我们上次治疗一个青春痘患者，爆起来的痘顶部有红红的头。用紫草30克加到仙方活命饮中，1剂药下去痘就会软下来。

前一阵有一个亲戚过来看病，他手臂上长了一个瘤结，碰上去的话，热热的，我用仙方活命饮加紫草30克。

5天后，他高兴地说，药喝下去后，脓头就被托出来了，把脓水挤干净后瘤结就消下去了。他的病治了好几个月都没有好,缺的就是那股劲。

网上有一位学子发消息说，想过来这边一起住山修学。我说：你还是继续关注微信学习吧。

我现在体会到，钝铁要想炼成钢，不一定需要大锅炉，可能一个小作坊也可以把它炼成钢；人身体要想练强，不一定要到大深山、大道场，在任何地方，只要肯练，就一定可以变强。这个念头转过来以后，那就很随缘了，随缘的人是很有功夫的。

下一味药是紫葳，又叫凌霄花。

紫葳味酸，凡酸味药都有三大特点。

第一，能静。酸味药能够让人安静，如一个人很浮躁，蹦蹦跳跳，弄点酸梅或酸醋等酸的东西来吃，她就会变得静悄悄的，也会比较容易入睡。

第二，能涤污脓，酸涩收敛涤污脓，如山楂、醋等，可以把肠道中的污浊之物荡涤出去。

第三，酸甘化阴，酸能够让人口舌生津。

以前有人问我，什么叫水火既济，什么样人身体好，什么是好身体？

我说，不管是年轻人还是老年人，就现在冬天，你只要觉得有两样特点，你的身体绝对不差。

第一就是口中有津液，不会干燥，而且是很甘甜的，称为水在上。如果口中有津液但是发苦，乃有胆火肝火。

第二就是脚底总是暖洋洋的，为火在下。

这样的身体超级棒，叫水火既济。

如果反了，上面咽干口燥，下面冰凉，乃水火不济，两极分化，身体就会很差。所以要想有上好的身体，你必须练到口舌生津，而腿脚温暖。杂念少，口水就会生津；运动得好，腿脚就温暖。

上次馆长他过来问我说：曾老师，怎么养身体呢？

我说：很简单，心和脑是什么？

他说是领导。

那脚呢？脚就是下属。

我说真正有人气、有希望、有前途的公司，那一定是领导静悄悄，而下属忙得团团转。

如果反了，领导忙得团团转，而下属却不干活，在享受，那这个公司很快就会倒闭。

身体也是，如果你手脚不干活，心脑却整天在转，脑血管病、三高症等全部随之而来。

所以我总结了一句话，心脑要贵养，手脚要贱养。

什么叫手脚要贱养，就是不怕手脚干活，手脚必须反复地动。心脑呢？心脑要很平静。这样水火就会既济，就会相交，你的身体才会越来越好。

这就是养生的秘诀，并且还是大秘诀，不是普通的秘诀。俗话说，头要冷，脚要暖，三餐常服七分饱。其实这就是水火既济的表现。

一个人水火既济之后，自然而然地就不会吃撑，就会保持头脑冷静，脚自动地就会勤奋，不需要你去命令。

所以你看一个人很勤奋，很在状态，那他的身体一定调得很好。

凌霄花能调经止痛，痛经者可用凌霄花配益母草，能喝酒的，再兑点酒下去一起煮。服用后，就能把瘀血通开，通则不痛。

凌霄花还可治崩中带下，腹中刺痛，甚至长

一些子宫肌瘤,可以用凌霄花,再加活血化瘀的药,如鸡血藤之类。

癥瘕通用。什么是癥瘕?癥瘕就是一些积聚包块。

少腹逐瘀汤加凌霄花可以治疗子宫肌瘤,还可与桂枝茯苓丸同用,强强联合,都可以下瘀血。

我在上车村的时候,看到好几位阿姨在练踢腿。其中有一位踢腿姿势很奇怪。

她说:我怎么前天踢腿,今天腿就痛。

我说:您示范给我看看。

她就踢啊,踢啊,使劲踢腿。

我说:错了,错了,您的动作模仿得对,但是意念不对,您好像要把自己腿毁掉一样。踢腿是把心放在腿上,放松精神,然后踢出去,这叫踢腿,如果你使劲折磨自己的腿,那叫毁腿,效果肯定不一样。

为什么同样是练武,有的人练到走火入魔,有的人越练越强壮。同一位师父教同样的动作,练出来千百种学生,这就是对心法要领的体会度不同所致。

我一纠正，阿姨再踢腿就不会用过头力，踢出去的时候很放松，腿也不痛了。

上次有一个高脂血症的患者，问我怎么调血脂，怎么把血管壁上的脂肪、污浊堵塞物等降下去。

我说跺脚和抖腿效果非常好，我给他示范后他说：这么简单，我天天跺，天天抖，怎么没效果。

我说：你抖的时候心不安。假如你要进家里的新房子，你会在门口外头跺几下，而你此时的意念就在脚下，想把脚底的沙给跺下来。

跺脚和抖腿都要用这种意念，再加上动作，就会有很好的效果。如果你只模仿动作，心不在焉地跺脚，只是动作相似，但不是养生。

有人模仿太极，模仿得很好，但是大家看着很别扭，因为打太极的人咬牙切齿，没有那种放松的状态。松静自然，这点很重要。

我们愈越到后面越会涉及一些心法的问题，掌握了心法，就可以成为宗师，只掌握招法，只能成为普通的老师。宗师可以培养千千万万的老师，老师只能带好几个学生。

地肤子性寒凉，长得像扫把一样，配白鲜皮可治疗多种皮肤疾病，是绝妙二药组。

我以前上大学的时候，有一位师弟脚上长了巴掌大的癣疾，久久不愈，后来就用乌梅丸加地肤子、白鲜皮，7剂药后就治得干干净净，到毕业都没有复发。

所以乌梅丸配地肤子、白鲜皮，可以治疗顽癣。

古籍上讲，地肤子利膀胱，可洗皮肤之风。

尿热尿赤者，如你到外面干活忘了喝水，或建筑工人做体力劳动，尿是黄的，继续下去容易尿路感染，排的尿很热、很烫，怎么喝水都不解渴。

地肤子、车前子各20～30克，煮水喝一次就好了，能祛膀胱热，膀胱炎、尿道炎可用。

妇人阴道炎，并伴发热的，都可以用地肤子，还可配苦参。

体内有湿热，皮肤痒甚，或阴道炎、尿道炎等，用完带汤加地肤子、白鲜皮、苦参。

地肤子退热效果很快，为什么？因为它能利

水,水一利走,热就随之而走。

有些人上火,就可以服用利尿的药,再多喝水,排出的尿很热很热,然后火就退了。所以上火不一定只能用下火药,可在下火药中加利水药,如地肤子、车前子等,火气会下得很快。

陈老先生很擅长治疗扁桃体炎、咽炎、肺炎,我去拜访陈老先生的时候,看到很多方子里都有车前子。我问道:车前子不是治尿路感染的吗,为什么要加呢?

陈老说:你看那些打铁的人,想要迅速把铁的温度降下来时,就会放进水里,觉得还不够快,就要放在长流水中,一下子就凉了。

人也一样,只要小便通畅长流,基本就没有什么炎症,也不会有火气。

在下火药中适当配伍白茅根、甘蔗、地肤子、车前子等,下火药的药量也不用很大,效果就会特别好,这就是秘诀、心得。

好!今天就分享到这里,更多精彩在明天。

第42课 楝根皮、樗根、泽兰、牙皂

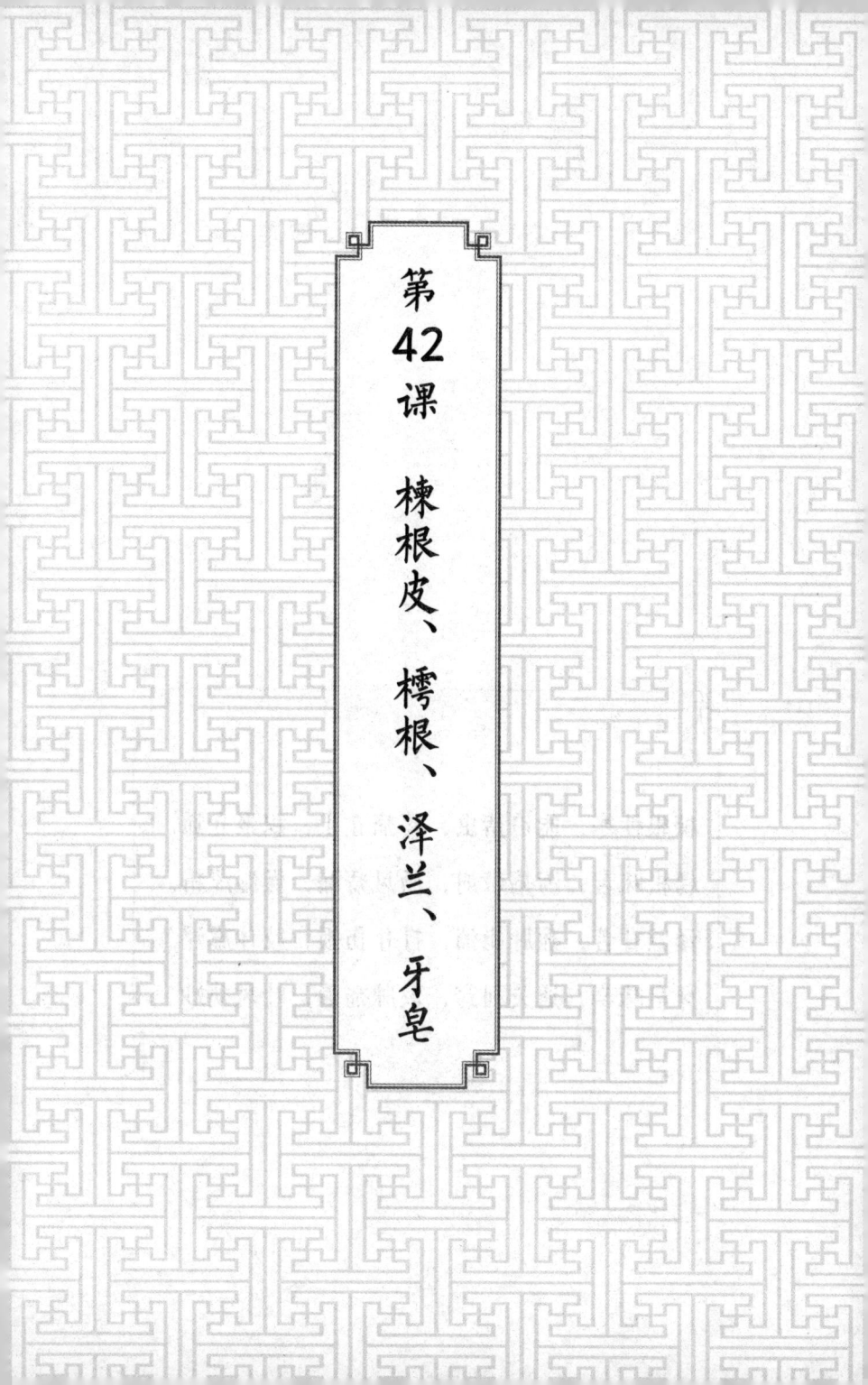

楝根性寒，能追诸虫，疼痛立止，积聚立通。
樗根味苦，泻痢带崩，肠风痔漏，燥湿涩精。
泽兰甘苦，痈肿能消，打仆伤损，肢体虚浮。
牙皂味辛，通关利窍，敷肿痛消，吐风痰妙。

12月16日

风

湖心亭公园

《药性歌括四百味》，今天学哪四味药呢？

石印村有一位中风的老人，半边手脚僵硬不能动。

我说：该去锻炼了。

他笑着说：废成这样还怎么锻炼？

我说：练的话还有可能不废，不练就彻底废了。

他说：怎么练呢？

我说：简单，不能动的那半边手脚，是气血不够，就好像电动玩具之类的，它没电了，就不能动了。

人的气血就是脏腑的精油，就是脏腑的电，右半边偏瘫不能动。左半边每天用健康球两个揉手，然后冲拳300下，举手300下，甩手300下，拍掌300下，左手向右手拍。

1个月下来，右边的手就有感觉了，麻木感消失了。2个月下来，双手能拧毛巾了。

患者还配合服用了补阳还五汤，现在能自己慢慢走路了，他在家里治了大半年都没有这个效果，2个月康复锻炼配合服用中药就可以活动了。

他还以为自己要一辈子卧床，再也爬不起来了，其实跌倒了是很痛，但是只要你努力，还是能起来的。

当身体其中一边功能差的时候，不是不能锻炼，而是应该用健全的一边锻炼，加强气血运行，去温暖另一边。

如果家里有人生病了，赚不了钱了，那就得要另外没生病的人到外面赚钱养家，慢慢地就可以把家养起来。如果没生病的人，也不去赚钱，那大家只能绑在一起饿肚子了。

楝根皮，就是川楝子的根皮，苦楝树就是川楝子。楝根皮楝根性寒，寒性药最大的特点是能降火，能解毒，而楝根皮还能杀虫，虫积腹痛，尤其是蛔虫、钩虫，单味楝根皮，削去皮内比较嫩的那一层煮水，一味药就可以驱虫。

在驱虫药乌梅丸中加川楝子或楝根皮，虫子闻到这个味道，就吓得立马撒腿就跑。楝根皮能追诸虫，很形象，它能追着虫子跑。

楝根皮是杀虫药，也是行气药，行气药有什么特点？行气药治疗痛症效果好。

肝郁气滞，久而化火，肝火上冲，生气后拍桌子瞪眼，目痛口苦者，川楝子或楝根皮10克煎水，服用后肝火就会泻下去，郁闷也会解散开来。

凡生气后，身体上长出形似川楝子或花生的颗粒，乃肝郁气滞，又称为肝郁气结，就用川楝子。

楝根皮可以止疼痛，还可以通积聚，什么叫积聚？身体的积聚有脂肪瘤、子宫肌瘤、息肉等，就像路上堵车了，楝根皮就是交警，可以指挥疏通车辆，行气化积。

楝根皮在驱虫时，可跟槟榔一起用，楝根皮20～30克，槟榔10～20克，称为小驱虫汤。水煎后兑少量蜂蜜，口感不会那么差。于睡前一次服完，连续服用两三次，小孩肚子里的虫，就会随着大便排出。

楝根皮还有一个很重要作用，即杀虫止痒，燥湿疗癣。皮肤瘙痒，真菌、细菌感染后痒痛难耐的皮肤病，可以用楝根皮煎水洗，或研成粉末药汁敷在上面，效果较佳。

苦楝树枝叶的皮是治跌打伤的奇效药。

我前几天在上车村碰到一位祖传治骨质增生的医生，她砍了很多川楝子树，叫了三四位老人帮她一起剥皮。剥下的皮干什么用呢？她碰到一些跌打伤，就拿一撮给患者，炒鸡蛋吃。不管多厉害，吃下去，瘀气就会化掉，它行气的效果就这么厉害。

川楝树根皮有小毒，有些人服用后会反胃、呕吐不舒服，怎么办呢？一般用绿豆二三两加甘草20~30克煮水，可以解除药毒。

我们接着看，衣服脏了怎么办？回答是洗，怎么洗？用洗衣粉，还要加手去搓。

秋冬天身体有些脏垢，你除了服食一些酸涩收敛涤污脓的药，还得配合推拿按摩。

庵背村有一位70多岁的老爷子，常年便秘不通。

他说他以前吃过我开的药，他对通便的药吃了个遍，熟悉得更胜于我们。麻仁、芝麻、杏仁、大黄、番泻叶、香丹清、桑叶等都吃过，效果不明显。

我就跟他说：便秘就是肠道里头有垢积，就好像桌子上的垢积，只用洗洁精管用吗？

他摇头。

我说：抹布管用吗？

他也摇头。

我说：最管用的不是洗洁精，也不是抹布，最管用的是你那双手。

洗洁精倒下去，不用抹布擦，脏垢会跑掉吗？跑不掉，还是得用手去搓，脏垢才能去掉。

所以我教他"仙人揉腹法"，不断地往下推揉，要用内力每日揉300下，刚开始还需配合使用麻仁和番泻叶，后来根本不用吃药，只揉腹就行。

因为我跟他讲，没有洗洁精，只靠手和水，也可以把脏垢擦干净。他说：对，对。

富人喜欢用洗洁精，找最好的药；穷人喜欢找抹布；智慧的人靠双手就能解决问题，再适当配合饮食，手一推动，肠道立马通畅。

单用药的案例太多了，药与功法、心法结合的案例，我们以后也会越来越多。等我的工作室成立后，每次可同时治疗十来个患者，推拿按摩加理疗，效果非常理想。

樗根白皮，俗称臭椿树。我们跟余师去龙泉寺的时候看到，那里有很多村民种植臭椿树，一些老阿叔采来以后，放在地上晾晒。

我问他做什么用。老阿叔说：可以治疗胃痛、胃热；可以治疗妇人带下，特别是湿热黄带，效果非常好；还可以治疗痔疮。所以它叫臭椿树，以浊降浊。

樗根味苦，泻痢带崩。泻下、痢疾、黄带、崩漏等属湿热堵塞的，可以单用一味樗根白皮研成粉末，用醋调糊为丸。为什么用醋，酸涩收敛涤污脓。

醋可除油垢，打扫卫生时，滴一滴醋在桌上，用抹布擦后更洁净。同样，醋对于身体内的油垢，也有洗涤作用，对于嗜食肥甘厚腻，痔疮，肛门痛肿者，效果较佳。

上次来一个小伙子，肛门痛肿、红热，这个呢，平时要少吃油腻厚味，多吃蔬果素菜，再食用少量醋，肠道涤干净了，肛门痛肿自会消掉。

痔疮出血可单用樗根白皮研成粉末，醋调为丸，称为痔疮丸。

我以前看过不一法师棍子推拿法，不知你们看没看过，非常精彩。

以前有一个人患有严重的内伤，最后靠一根棍子把身体变得很强壮，然后他把这个方法介绍给更多人，以防身保健。

一根小小的棍子，居然有这么大的用处。

上次有一个血脂高的人过来，血管壁上的脂肪很多，人也肥胖。医生跟他说，他身体里的血脂，堆得比平常人多了好几倍，吃了很多降脂药，效果都不理想。然后问我该怎么办。

我说：你身体血脂高是什么？就像你到泥潭里打滚，泥巴粘在衣服上，怎么办呢？

拿到小溪边上啊，两招，一招是搓，一招是用棍子打。

北方冬天天气寒冷，人们到溪边洗衣服，直接把衣服泡在水里，用棍子捶打，然后再刷洗一下就好了。

所以我说棍子可以解决你的问题。

他刚开始不相信，后来听完后决定试试，回到家就用擀面杖搓足三里、足心涌泉穴，哪个地方脂肪厚就搓哪儿。每日行走7公里，再配合我们的药，1个月左右，血脂就降了下来。

我对于血脂的治疗比较有信心，这都是从洗衣服里头领悟出来的，人身体就是要搓要磨。

论衣服脏了，拿去搓洗好不好？好啊好啊。

身体如果有毛病去搓洗好不好？好啊好啊。

所以身体不搓不磨，不能成佛；衣服也是，

不搓不磨，不能干净穿着。

泽兰味甘甜中带点微苦，可以消除痈肿。

上次有一位摩托车撞伤的小伙子，脚和小腿处肿得像个大萝卜，亮亮的，瘀血阻滞，水液运行不畅。

桃红四物汤、泽兰、益母草，加续断、骨碎补。瘀伤初起，要多用活血的药，瘀伤后期，要用补肾的药。小伙子吃完以后，脚部的肿胀感就消退了。

发生车祸后最重要的是什么？最重要的是把交警赶紧请来，先疏通交通。然后呢，该赔钱的赔钱，该补贴的补贴，要补一下，才能够解决问题。

人体的跌伤，就像意外交通事故一样，先疏通，再大家赔钱补一补，问题就搞定了。

前年我们庵背村有一个阿叔上树去摘龙眼，龙眼树枝干很脆。你不到顶端，就摘的不够多。阿叔一贪多，就从2米多高的树上摔了下来，整个人跌倒在地，瞬间觉得气转不过来，怎么办呢？

我说赶紧用小儿尿，把他儿子叫过来，取了一碗童子尿，服用下去，气转过来了，闷厥感也消失了。学校里也应该普及这个知识，跌打圣药就在我们身边，没有童子尿，普通人的尿也可以。

以前我们学校有一个同学，他玩单杠，做360°翻转，后来手没有抓稳，整个人扑通一下掉了下去，瞬间脸都黑了，气透不过来。一碗尿下去，气就透了过来，所以校医也应该要懂得这个知识。

现在很多人水湿不利，肢体浮肿，特别是妇人产后，小便不畅。因为气不够，尿排不出来，身体就会肿。黄芪100克，泽兰20～30克，有活血利水之功，既可以祛除身体的瘀血，又可以让身体消瘦下来，是产后减肥汤。

以前有一个官员身体很肥胖，经常跟不上皇帝的脚步，皇帝不喜欢肥胖的人。于是他去找大夫，大夫开了黄芪100克，泽兰50克，让他天天喝，1个月后终于苗条。

皇帝说：看来你最近比较勤快了，哈哈哈哈。

他听了很开心。

泽兰汤专治瘀血，不管是不荣则痛还是不通

则痛的，它都管用。

月经闭阻疼痛者，用泽兰、当归、芍药、熟地黄、益母草、牛膝、柏子仁，一共7味药。可补血行血，不管痛得多厉害，都可以用。

患者往往关心的是表象和结果，对原因不太重视。就像上次我们教八段锦，说能延年益寿，没有人练，但是我们说能美容祛痘，一大堆人跟着练。殊不知延年益寿后自然就能美容祛痘了，所以有的时候讲话要讲得浅显一些。

这个吃了能增高，这个吃了能美容，这个练了可以让你容光焕发……

上次有一个广西来的阿姨，脸上有很多痘斑，用过很多名贵的敷脸方、药油、洗面乳、面膜等，效果都不理想，问我怎么办？

我跟她讲：面部的痘痕、痘印就像衣服上的污渍一样，你衣服上污渍很多，光把洗衣粉倒进去管用吗？不管用，还要用手去搓去磨，污渍才会掉下来。

所以你还要用手去干洗脸，每天早上起床第

一件事情，用手干洗脸十分钟，这比洗脸刷牙还重要。洗脸刷牙只能保持脸上干净和牙齿不会蛀，而用手搓脸，可以让人延年益寿、容光焕发。

孙思邈在《千金方》中写道：子欲不死修昆仑，双手摩擦常在面。意思是要想延年益寿活到一百岁就要常修昆仑，昆仑在哪里？昆仑就是头面，因为昆仑山是祖山，人体的头面就是整个身体的高峰。

你必须把你的头面搓得血气活跃，搓得记忆力提高，搓得不老，反复地搓搓搓，像洗衣服一样，把里面的脏垢给洗掉。

要想祛痘斑，就用这一招，每天早上醒来，或晚上睡觉前，用10～15分钟干洗脸。

她说搓完脸后，睡眠也变好了，这个非常重要。后来她的亲戚跟我讲，痘斑去掉了一大半，很高兴，说下次还来。

牙皂味辛，辛能行，可以行气。

有些人生气时气得咬牙切齿，气得牙齿都痛，因为气郁不通则痛。这时就可以搞点牙皂粉吃下去，气通开来就不痛了。

有些人生气后乳房胀痛，轻者用橘叶、陈皮，重者要用牙皂、三棱，以破气行气止痛。

辛还能散，感冒初起可以用通关散，牙皂、细辛研末吹鼻，然后就会一直打喷嚏，连打一二十个喷嚏，感冒就好了。

最快的治疗感冒的药不是内服的，而是外用。身体受风寒后打喷嚏是好事，可阻止邪气入里。

通关散、牙皂、细辛适用病情较重者，人已经昏迷或恶毒堵在里面，口都张不开。药粉吹鼻，鼻子一痒，患者一打喷嚏，口就张开来了，所以它是通关散。

辛的第三个作用是可以止痛，能定痛祛寒湿，所以治疗胸闷、胸痛的药，如救心丹之类，大都为芳香辛散之品。

牙皂能通关利窍，治疗顽固性鼻炎可用牙皂，长得像野猪锋利的牙齿，又称猪牙皂。

牙皂捣烂外敷可以消疮肿止痛，还可熬膏外敷，称为肿痛消膏。

中风痰涎、神志不清者服用牙皂后,可以将痰涎吐出,吐干净以后身体就灵妙、巧妙了。

好!今天就到这里,更多精彩在明天。

第43课 芜荑、雷丸、胡麻、苍耳子

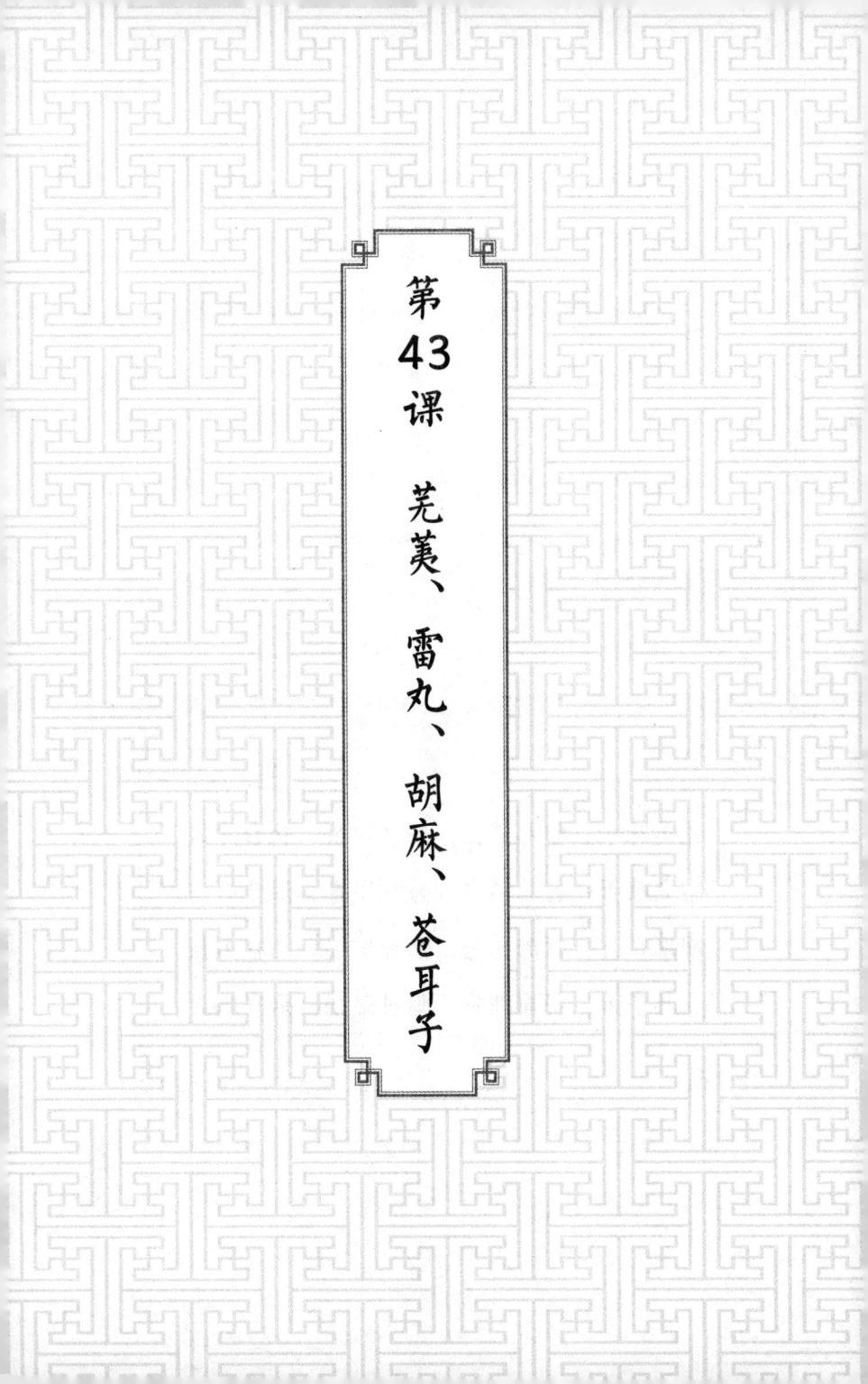

芜荑味辛，驱邪杀虫，痔瘘癣疥，化食除风。
雷丸味苦，善杀诸虫，癫痫蛊毒，治儿有功。
胡麻仁甘，疗肿恶疮，熟补虚损，筋壮力强。
苍耳子苦，疥癣细疮，驱风湿痹，瘙痒堪尝。

12月17日

风

湖心亭公园

今天的《药性歌括四百味》开始了。

我以前带班的时候碰到一个上海来的小伙子,他平时坚持运动,但胃口差,身体也不好。

我问:你运动怎么样啊?

他说:每天1小时。

我让他做给我看看,结果他1小时都像老阿婆跳舞一样,有气无力的。

我说:运动不能隔靴搔痒,必须刻骨铭心,运动要动到筋骨里头去,如果很肤浅地运动,就像是浅根的庄稼一样,难以结出硕果。

你看我们种赤小豆(红豆)之前,先把土挖到半米下去,土松过来,然后再种,期间不用怎么施肥,也能结满果实。

所以老农讲深耕胜施肥，人体也是深呼吸胜吃补。

我以后准备写一本《农医》的书，即农民中医；还有《工医》，即工人中医，用工匠的精神学医；还有《商医》，用货币流通的思路去写中医学；还有《儒医》，用读书人修身齐家，治国平天下来学医；还有呢，佛医、禅医、道医、法医等。

农医就是把医道在耕田种地中过一遍，浅呼吸就像浅耕种一样，收获少；深呼吸就像是深耕种，硕果多。

我们为什么要深呼吸？深呼吸的时候人体的气到了哪里，营养就会到哪里。

人越老气越短，最后躺在病床上，吸着氧，还觉得气不够用，因为气下不到丹田。

我们日常进行如徒步穿越、负重挑水等运动或劳动时，会发现呼吸比以前深了几厘米，继续锻炼一两个月，呼吸能再深十几厘米。等到呼吸深至肚腹时，就可以减少疾病；当呼吸深达腰膝时，就可以延年益寿。

芜荑味辛,辛烈者可以把虫赶跑。肚子里有虫,孩子摸着肚子疼得满地打滚,单用芜荑打成粉末,用米汤送服,然后虫就不敢动了,就能从大便排出去。

小孩子的眼白睛上有斑点的,一般都是虫斑,又肚子里有食积,这时可以用芜荑,以下积消虫。

痔疮、肛瘘、疥癣等,只要是皮肤湿热瘙痒的,用芜荑、马齿苋、蒲公英捣烂外敷,敷一两次就有效果,直至消退下去。

芜荑还有消食之功,能除风湿,老年人食积了,又有风湿关节痛,就用芜荑。

我们接着再看,前段日子有一个患者,他说他天天都有运动,经常去爬山,但还是关节痛,晚上咳嗽,身体不舒服,不是说运动身体会变好吗,怎么到他这儿不管用了呢?

我说:这就像是打扫卫生,只扫地家里干净不到哪里去,只有进行大扫除,才会变得很干净。你的运动量还是小了,只能小通,大运动才会大通,所以爬山的时候背个挎包,从10斤一直到30斤。

结果一段时间后，没事了，咳嗽好了，怕冷的症状也消失了。

他说以前空身去运动的时候，只是微微出汗，因为他们只是去走路，一旦背上二三十斤的重物，汗出淋漓。

小健康靠小徒步就可以，大健康，必须要靠负重、穿越、干活、大扫除。

雷丸味苦性寒，善杀诸虫，单用雷丸研末，清晨以稀粥送服2～3克，各类虫积，尤其是绦虫，效果较佳，还可治疗小儿疳积。

怪病都由痰作祟，身体多痰的人多会产生怪病。我们昨天在龙尾义诊讲课的时候，有一个身上长了很多包块的患者问，怎么防治肿块扩散。

我说只能从嘴上和脚上下手，因为人总是病在嘴上，死在腿下。病在嘴上是乱吃海鲜，因为揭阳近海，海鲜有的是，吃下去生很多痰。

我问：你是不是痰湿体质？

他说：对对，我每天咳出的痰不计其数。

所以我们要给他二陈汤，再配少量雷丸，或

化痰之品，如全瓜蒌、法半夏、皂角刺、莱菔子等，痰一化干净，瘤结就会减少。

有些人咳吐出来的久痰、老痰像弹珠一样，用牙签去挑，硬硬的，这个在身体里久了绝对是恶症。

你看为什么癫痫的患者很多都很急躁，患者一急，气机上冲，这口痰随着气上到大脑，堵住了脑窍，以致抽搐。雷丸可以化肚腹积痰，减轻癫痫症状。

小儿虫积过后变得消瘦，雷丸吃下去化掉虫积后人就会长胖、长壮。

雷丸服用法比较奇怪，不入煎剂，60℃左右就容易失效，所以一般打成粉用温粥水送服。

我们接着再看。便秘是一个大问题，困扰了很多人，我碰到过一例非常难治的便秘，麻子仁丸、番泻叶、大黄、上清丸等吃了个遍，总是吃几天好几天，不吃就又便秘。

我给他开了麻子仁丸配四逆散。他说这些药他都吃过，效果不明显。

我说：这个药你吃过，但是推腹的动作你肯定没做过。

水已经足了，船就在那里，但是没有风，没有力气去推、去化，那些船是不会动的。

顽固性便秘，用蜂蜜、芝麻糊、麻子仁，大便还不通，怎么办呢？

这时呢，将你的手放在肚腹上，仙人揉腹法，不断地旋转往下推，肠道的蠕动力就会加强，便意就来了。

想要身体好，饭后常摩腹。当时我们中医药大学有一个博士生，经常便秘、肚子痛，学校的教授都让他拜访遍了，都治不好他的病。

后来他去武术协会拜访一位练武的老师，老师说这哪是病啊，就是你锻炼太少，然后教他摩腹，结果通便药一律不用吃，便秘从此就好了。他因此加入了武术协会，经常练太极、形意拳等，身体也强壮了许多。

胡麻仁味甘，甘味药有三大特点。

第一，甘能缓急。一个人很焦虑、紧张，就

可以搞点瓜子仁、核桃仁、胡麻仁、芝麻仁、花生仁等，嚼几下就不焦虑、不紧张了。

有些人肚子饿了，手就会抖，很着急，还有低血糖头晕无力发抖的，吃两块糖，吃个龙眼肉等甘甜之物，就不急了。

第二，甘能生肌肉。昆哥的母亲曾经一度消瘦了八九十斤，后来我家里有人去挖了五指毛桃，经常给昆哥送一些过去。五指毛桃甘甜，配牛大力一起煲汤，昆哥母亲吃下去后又满壮回来了。所以人亏虚消瘦，要用甘甜的药，只要脾胃能消受，甘甜就是肌肉的肥料。

第三，甘能益力。

我为什么喜欢种淮山药，因为我曾经看过一个报道，非洲长跑冠军常年吃素，而且以山药为主，山药可以增强肌肉的力量，增长腿力。

你看淮山药多厉害，它可以一直钻到一两米以下，可见力量有多强大。记住不打农药，不用化肥的野山药最好。

每天取山药，蒸煮或者熬粥，不用配其他东西，天天吃个饱，一段时间后脸色会变白，体质会变壮。

我们接着看麻仁，麻仁可以疗疗肿恶疮。皮肤瘙痒、疮肿就用痒六药。

苦参胡麻何首乌，威灵甘草石菖蒲。

药末二钱酒一碗，浑身瘙痒一时除。

瘙痒为什么会用到胡麻仁呢？因仁类善润也，有润通之力。

疮则气凝血聚，疮肿就像堵车一样，如果不疏通，越堵越多。脑血管硬化、脑梗死、心肌梗死等，可以用点火麻仁，效果非常好，平时吃黑芝麻糊，也能适当缓解血管堵塞状态。

熟补虚损，意思是炒熟以后可以补肝肾，是补益气血的良方，火麻仁生用捣烂外敷可以去肿毒恶疮。

中老年人眼睛，看东西有重影，天一黑就不敢出门。

有个老大爷跟我们一起在农场干活，下午刚五点半，就要回家。他说，不回家再过一会儿，他就看不到路了。

我们当地还叫作"鸡眨眼",为什么鸡一到黄昏的时候就很害怕,想要赶紧找笼子进去,因为天黑了看不见。

桑麻丸由桑叶、胡麻仁打成粉,用白蜜炼成丸。专治老年人精血亏虚后须发早白,头晕眼花,脑力、视力、听力下降,很厉害。桑麻丸补肝肾,能乌须黑发,明目聪耳,小孩子也可以吃。

老年人或产后大便干结,就可以用桑麻丸。

广西巴马瑶族自治县盛产麻仁,他们很喜欢服用火麻仁以后去干活,个个精壮力强。很多长寿老人,平时都会服用麻仁粥,用麻仁煮粥,或将麻仁炒香后研粉与蜂蜜调服,适用于身体虚弱,又想锻炼者,服食下去就会富有精力。

为什么我们常在中风患者的辨证方中加麻仁呢?因麻仁可以通便,大便通畅身体才有气血生出来。就好像你家里旧家具不清出去,人都站不下去,身体脏垢不清出去,气血就不能壮满。

前几天有一位患者晚上失眠,睡不着觉。我给他开四逆散加鼻三药,再配一些解表的荆芥、防风。吃完后，鼻子不塞了，也能睡好觉了。

他说比他以前吃的安眠药还管用，为什么发汗药可以治失眠呢？因为发汗药能让心中的郁火通过肌表透出体外，心布气于表。

苍耳子苦，对于一些疥癣、身体疮肿等，都可以消除，所以顽固性皮肤病要用苍耳子，再加一些活血的药，除痒之力极强。

有一个建筑商他的妻子皮肤瘙痒了两年多，不知道怎么办。后来找到我，我给他开了一个方子，7剂药就痊愈了，到现在都没有复发，他一直保存着药方。即四物汤加苍耳子、荆芥、防风、丹参、石菖蒲、艾叶、苦参，就是活血加上除湿。

瘙痒难耐，为什么抓挠后会觉得舒服，因为气血通行后就不痒了。蜜蜂或蚊子，叮人后鼓一个包，起包的地方就是不通了，通过抓挠后通了，就不痒了。

四物汤可以疏通气血，再用一些风药，如荆芥、防风，以祛风邪；解毒药，如艾叶、苦参、苍耳子，以除湿毒。治疗皮肤湿疹瘙痒的效果非常好。

风邪痹阻鼻塞者，可用苍耳子散，即苍耳子、辛夷花、薄荷、白芷，乃治疗鼻塞鼻炎的要药。

苍耳子还有一个重要的功效，即可以通督脉，就是说它可以把你的颈部通开，从后背上来的阳气通过颈部后，再从前面降至鼻子，然后鼻子就通了。

辛夷花从前面胃中，一直上通到鼻子。所以苍耳子和辛夷花相当于是两军会师，经常同用。

好！我们今天就到这里，更多精彩在明天。

第44课 薏仁、青葙子、谷精草、白薇

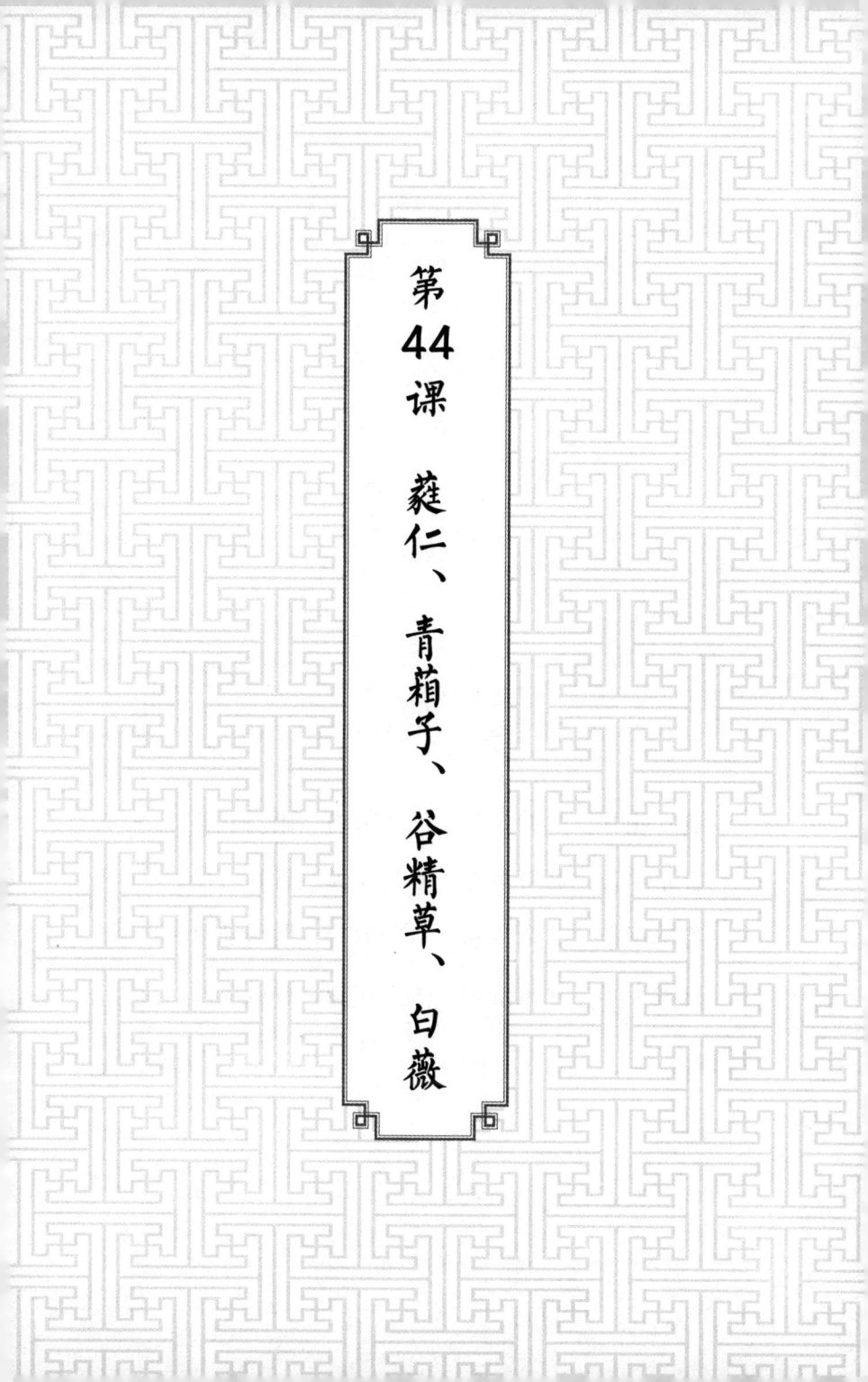

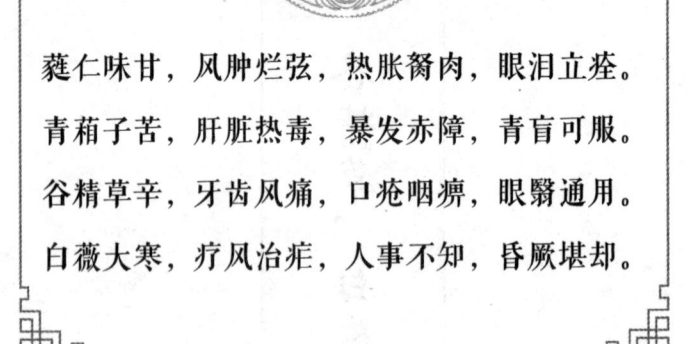

蕤仁味甘，风肿烂弦，热胀胬肉，眼泪立痊。
青葙子苦，肝脏热毒，暴发赤障，青盲可服。
谷精草辛，牙齿风痛，口疮咽痹，眼翳通用。
白薇大寒，疗风治疟，人事不知，昏厥堪却。

12月18日

晴

湖心亭公园

　　准备好了吗？今天的学习要开始了。

　　昨天从四川来了一位小伙子，晚上要住旅馆，我就带他去找最便宜的，大概要走1公里。

　　他说：这么远啊。

　　我说：这句话应该是老人讲的，哈哈，我带了一个小老头过来了。体力好，远路就是近路，体力差，近路就是远路。

　　对于精力旺盛健康的人来说没有远路，但是精力差的人，意志不坚定者，三步路都觉得很远，都很难跨越。所以我说年轻人血气方刚，没有什么不能克服。

　　蕤仁味甘，能养目，祛风湿，可用于治疗风热目赤。

局部肌肉溃烂肿痛，如眼睑溃烂者，将蕤仁、杏仁捣成粉末洗眼，可以让烂眼慢慢长回去。

胬肉（多余的）热胀者眼睛会产生一些难以脱落的肉。西山村有一个患者，他眼睛上长了一层翳，像死皮一样，看东西时总觉得有东西挡在那里，怎么办？

我让他用桑叶、夏枯草、菊花、芒硝，每日煮水洗眼，半个月左右那层翳膜脱掉了，看东西不再挡眼了。半年多的疾病用了半个月就治好了，患者很高兴。

今天早晨来了一位以前的患者，他是一名电焊工人，说看我们在湖心亭露天讲学，要免费帮我们搭铁皮棚。哈哈哈。我说我们要通天气，不能搭棚，要搭就到农场搭吧，大概一千平方米，搭完后大家可以在里面读书修学。

中老年人经常流眼泪，一般是中气不足。你看人老了胃会下垂，女性子宫脱垂，乳房下陷，再者老人排便时脱肛等。越老呢，肉就越往下掉，叫落叶归根，所以你看树老了，它就慢慢地会倒下。

中老年人治病，以补中益气为主，用补中益气汤，加蕤仁、蔓荆子、菊花、枸杞子，一用下去，眼泪就很容易收回来。

还有一种怕光羞明，就像早上过来的这个电焊工，他以前每工作两三天，就要休息两三天，不休息的话眼睛就会受不了。我让他每次工作完后用夏枯草、桑叶、菊花煮水洗眼，平时用一些枸杞子泡水喝。现在连续工作眼睛也不会不舒服了，所以养眼很重要。

当下的时代对眼睛的伤害程度比以往任何一个时代都要严重，如手机、电脑、化工等。我曾经做过一个试验，把一盆花放在电脑旁，3天左右它就干枯了。叶子都干瘪干瘪的，没有精神，所以现在的人不管多注意保养，只要天天对着屏幕，就很可能把自己烤干。像昨天烤红薯一样，皮很润滑，一丢进烤箱不一会就变得干瘪瘪的了。

那天我让润雅和金宝轮流着用大铲铲草皮。润雅说大铲刀太笨重了铲不动。我说不是铲笨重，而是你不够灵活，是你体魄不够好。

一个人只要够强悍，就算是甩着铁棍，也能很灵活；你如果力不够，就算是拿着小木棒也会觉得很沉重。所以千练万练，体魄当先。

青葙子喜欢长在沙地上，一排一排的。农场旁边有一块儿地就最适合种青葙子，我们只要把杂草除一除，就能直接在里面种植。

选地方要重要，要选道地的，这个地方要最适合它长，不用我们刻意去经营，它都可以长得到处都是。

青葙子苦，凡苦味药有三大特点。

第一，苦能降火。

阿叔每次生气后都会眼睛痛，我让他用青葙子、桑叶、菊花、木贼草煮水，苦甘苦甘的，一次下去眼睛就不胀痛了，所以苦能降火，苦寒清火消炎热。

第二，苦入心，能清心安神。

三村做木工的阿叔他晚上经常睡不着觉，一直坐到深夜。我问他有没有吃莲子，跟他说莲子心不要丢，每晚用7颗泡水，浓浓的一小杯，越苦越好，喝下去就能睡个好觉。

第三，苦能败毒。

肠道里有毒素，如肠炎等，苦寒清火消炎热，能够去肠道里的毒。现在很多人身体有毒素，肉吃多了不舒服，吃三苦就可以解决这个问题。

一苦是茶叶，二苦是苦笋，三苦是苦瓜。人要适当吃一点点苦，肠道干净，毒素排空，身体就会有力量。

眼睛生出翳障，颜色红赤，遮挡视线。可以用青葙子煮水，外洗明目，内服能去除障翳，青盲可用。

有一种眼病叫青盲，眼生翳障看不见东西，为什么叫青盲呢？肝色是什么？是青。青开窍于目，所以青盲就是目盲。

古人很会说话，青盲就用青葙子。如果年老者眼目盲，还应加用补肝肾的药，效果会比较好。女用四物汤，男用补中益气汤。

我以前碰到一个患者，他说：老师，有那么多明目的药，究竟是谷精子好，还是青葙子好，是决明子好，还是枸杞子好，究竟哪个好呢？

我说：谷精子好，决明子也好，但不熬夜最好。枸杞子好，青葙子也好，能淡泊最好。

不淡泊的人，目光不长远，不长远的就容易近视。很多近视的患者，急功近利，本来用1年时间才能看完的书，就想半个月读完。要半年才能看完的小说，1周就想把它杀完，连续熬夜看完。急功近利，就没有眼力。

那天有一个患者，他视力非常好，但是人很计较。我说你视力很好，很远的地方也能轻轻松松地看到，但是你身体不好，有很多病。所以视力好不如眼界高，眼界更重要。

谷精草很轻，治上焦如羽，能一下子上到眼睛。

还能治牙齿肿痛，本身有肝热，又多食煎炸烧烤后，牙齿痛得不得了，眼睛也痛，用谷精草、木贼草、蒲公英煮水，对风热牙痛、眼痛、鼻子痛、耳朵痛都很管用。

我那天碰到一个耳朵痛的患者，怎么办呢？

肾开窍于耳，所以我就用决明子、谷精草、

青葙子等药泡茶，能明目祛风热，一吃就好。

我写过一本名叫《岭南药王》的书，反馈很好，为什么这本书这么好呢，因为小泡茶方解决一些寻常小问题。

口舌生疮，咽喉痹阻疼痛，可以用谷精草配石菖蒲，石菖蒲能干什么？能开九窍。

有些患者说，我最近熬夜，又出去吃烧烤以后，咽喉都讲不出话来，很痛。

我让他用谷精草、石菖蒲各30克煮水，再加射干5克，引药到咽喉，两三剂药下去，咽喉就不痛了。

眼翳通用，意思是眼睛上有翳障，疼痛不舒等可以通用它。"通用"就是虚证可以用，实证也可以用。虚者加补虚的黄芪、枸杞子，实者就加清火的蔓荆子、白蒺藜、木贼草、大黄等。

我们接着再看，昨天我们一起去挖姜，一共挖了一百多斤，挖姜的时候有些我们已经挖过了，但是有几位阿姨，她们还能从土里再揪出来几块。

我说前面的人挖得很辛苦，用了很多功夫。

功夫高,更要眼力好,不然你出了力但是没有收获。

白薇大寒,寒凉能清火,可疗风治疟,疟疾风热者可以用白薇配青蒿。

有些妇女生完孩子后,身体滚烫发热,为什么会滚烫发热?因为血少了,白薇汤专治产后血虚周身像火烧一样,甚者晕厥,不知人事。

白薇汤由4味药组成,即人参、当归、白薇、甘草,人参、当归治疗产后血虚发热;白薇能够缓解人事不知。所以白薇汤专治产后血虚发热。

白薇还可以利尿通淋,排出结石。

我们前一阵带大家去徒步穿越湖子,来回30公里,有一位患者回来后,在上厕所的时候竟然把结石排了出来,我听后很高兴,以后再治疗有结石症的患者时,可以配合使用一些白薇、车前草,徒步穿越的时候再加些蜂蜜进去。为什么加蜂蜜?蜂蜜有润滑作用,这样排结石时就不会痛。

为什么猪苓汤利水要加阿胶,阿胶也是润的,服用一些胶类药下去,患者排大便时就会更顺畅。

小孩子便秘,排便时肛门胀痛,调点蜜水喝

下去就有润通的作用，或者可以吃点红薯。

结石卡在膀胱、肾或尿道里，疼痛较甚。用白薇、车前草煮水，加蜂蜜调味儿，服下后就去大穿越三五十公里，回来后就能在不经意间把石头尿出去。

光吃药，不走路，那叫白吃。治疗结石必须要吃好药，同时还要有好的运动锻炼，只有这样石头才能排出体外。

好！今天就到这里，更多精彩在明天。

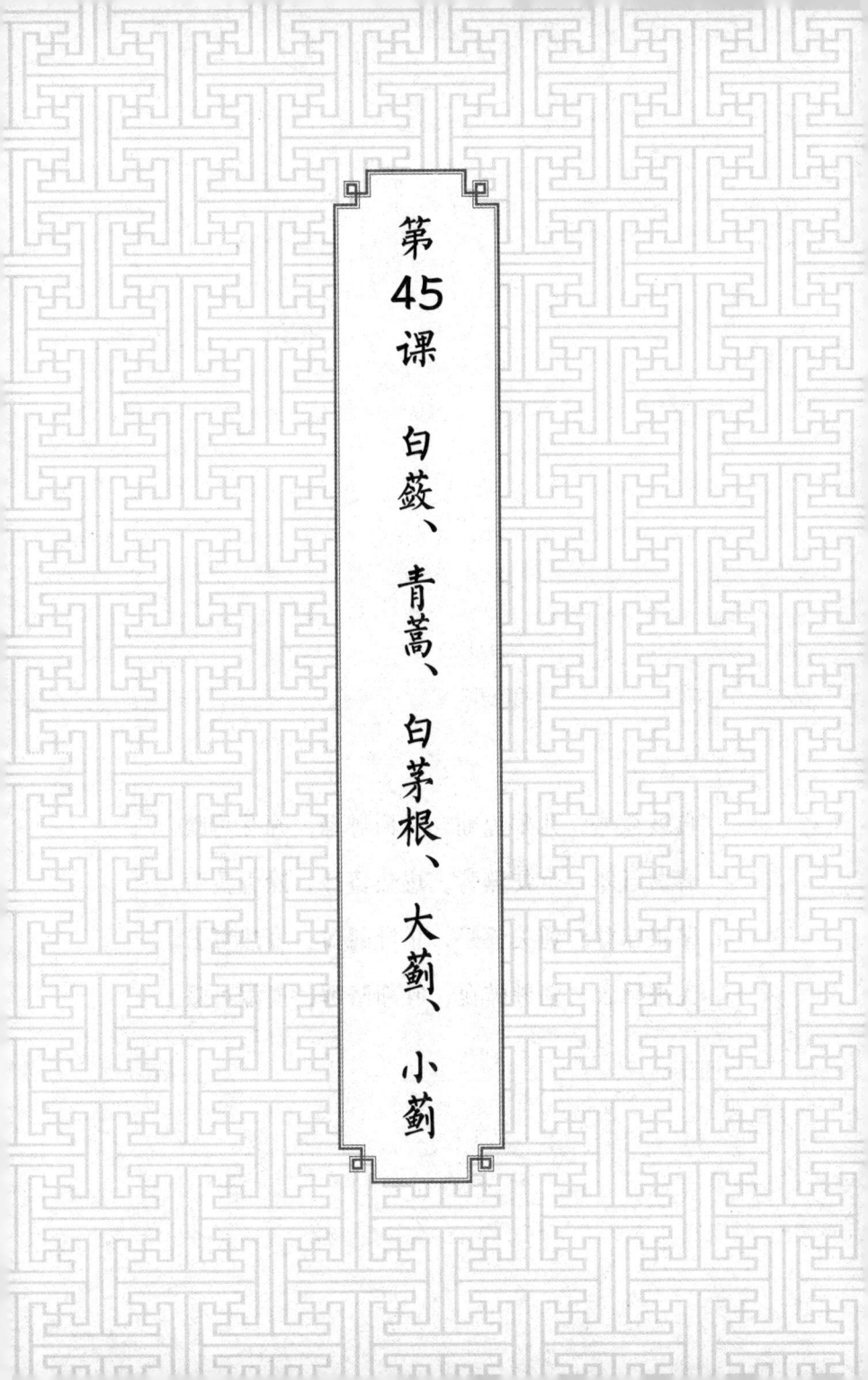

第45课 白薇、青蒿、白茅根、大蓟、小蓟

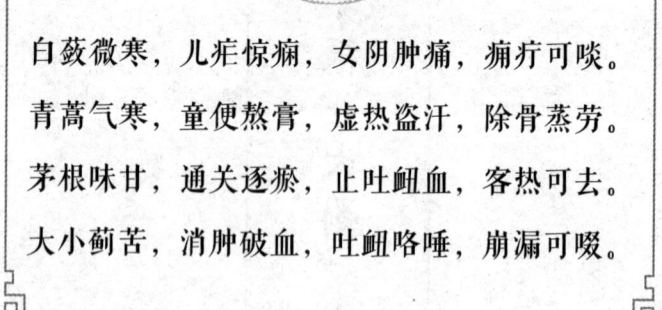

白蔹微寒，儿疟惊痫，女阴肿痛，痈疗可啖。
青蒿气寒，童便熬膏，虚热盗汗，除骨蒸劳。
茅根味甘，通关逐瘀，止吐衄血，客热可去。
大小蓟苦，消肿破血，吐衄咯唾，崩漏可啜。

12 月 19 日

风

湖心亭公园

我们今天学习哪四味药呢？

快要到冬至了，天气越来越冷，大家都冻得牙齿打架了。我告诉你，就这一个月的时间，五经富去世的老人就有十几、二十多人。

为什么冬至前后老人会犯病呢？因为冬至那一天，地球离太阳最远。人的心脏动力主要来自于太阳。万物生长靠太阳，体质很差的人在离太阳较远时，心脏就容易跳不动。我们在冬至前后交接点要早睡。

如果碰到老年人心慌难受怎么办？庵背村有一个80多岁的老阿婆，十天前开始心慌难过，莫名其妙地觉得胸闷，难以入睡。我让她服用保心丸，吃了两三次就没事了。

节气交令前后容易难受、嘴唇乌暗、舌下静脉曲张的老年人，可以提前两三天服用保心丸，就能安然地度过这个节气。交节气一定要用活血化瘀法、芳香开窍法。

还有一个老人，晚上翻来覆去折腾到两三点还不能入睡。我一碰他的脚，是凉的，这是阳不入阴。

就像家里很寒酸、冰冷的时候，你在外面就真的不想回去；如果家里一派暖洋洋，很富足，你一到外面就想起家，就想要回去。

人的心神就是主人，身体手脚就是房子，当你的手脚一烤暖，心神就会想回来，就比较容易入睡。

我说：我给你开一味药。

他说：什么药啊？

我说：这味药有点贵，需要几百块。

他说：什么药这么贵？

我说：热电风扇一台，晚上烤一小时。

烤暖以后晚上九点多老人就睡着了，一直睡

到第二天六点。

冬天手脚冰凉，阳不入阴，就会睡不着。拼命给患者降火是没有用的，脚一烤暖就睡着了。

白蔹微寒，寒凉能清火。告诉你们哦，疮痈火毒单用白蔹就能见效。

背上起大疮，像碗口那么大，叫痈疽发背。用白蔹研成粉末，水调后敷在上面，可以寒降火毒，抚平疮痈。

小孩子疟疾，甚至发热后抽搐，可以在青蒿鳖甲汤或小柴胡汤中加适量白蔹，既能退热，又能平惊。

妇人阴道炎、尿道感染或宫颈糜烂，三味药相当好，叫白蔹散，即白蔹、白及、络石藤。外洗、外敷有生肌敛疮之效，用于肌肉溃烂，久不收口者。

白蔹可将痈疮、疔疮治得服服帖帖。《地方本草》记载，凡是红肿热痛的痈疮，用白蔹煮水，一部分内服，一部分外洗。有脓头者，脓会排出；无脓者，热肿会自动散掉；已经溃烂者，白蔹能生肌收敛。

家里有小孩子的，可以把白蔹打成粉储存备用。小孩子被开水烫伤或被火伤到，皮肤肌肉局部溃烂，用鸡蛋清调敷白蔹粉。伤痛好以后，还不留瘢痕，是祛斑生肌的要药。

其实一个人学不学得好，考验的不是聪明才智，而是他的态度！这是我切身经历的。

我跟随余老师学习了2年，期间跟我一同在余老师那里学习的人不下数百人，单交流论坛上就有上百人，而他们都只是把余老师当成同行来交流。同行之间的交流，大多都比较表浅。

把余老师当作老师来看待的有近百人，他们能学到一些知识、技能。

但是把余老师当师父看待的，只有不到十人。这些人不单学到了知识、技能，还学到了人生的心愿、志向。

同一位老师为什么能教出百千种学生？周恩来总理也是老先生教出来的，他的同窗也是老先生教出来的，为什么周恩来能有这么大的成就？

因为他敢发大志愿，而且还把老师当师父。老师说要发大愿，他就发大愿！

我体会到，下人不深，不得其真。你对别人的态度还放得不够谦卑，你就得不到别人的真东西！就算他想给你，你也拿不走。

陈江村的大旺叔，他家里四代祖传中医，那本手抄本自他太公那一代传下来，有一百多年的历史。大旺叔把它送到我手中说：你看一下怎么样？

我视之如宝啊，还给手抄本另外做了新的包装，然后再把里面的内容抄下来，还给大旺叔的时候另外送了他一套书，还有老姜。

我说：手抄本真是太好了。他说：我知道你是识货人，一般人我不会轻易拿出来的，我家里还有好几本，下次再给你带来。

有句话叫宝剑赠英雄。如果真对某些东西很重视的话，慢慢地你自动就会有这方面的东西。

你对他都不重视，那么你就一点都得不到。所以一切法，一切好的东西，都从重视中求来，轻视了就等于没有。

要想学好一个人的东西，最重要的就是重视，重视再重视。

我只看了张锡纯的半本书，就用里面的汤方加减变化治疗一方百姓的疾病。这是为什么呢？

原因就是重视重视再重视。所以川仔过来学习，我先让他学习《伤精病象图》，这本书不能只简单地看，而是要抄写，每天抄写3页、5页、10页等，依自己的状态而定。看书是很肤浅的，抄书才是厉害的。

青蒿气寒，它最厉害之处就是治疟疾。《肘后方》中记载青蒿的服用法有，单用青蒿一把搅碎榨汁服用，记住不要煎煮，煎煮过药力会大减。

古人认识到，生的新鲜青蒿有奇效，简直就是疟疾的克星。疟疾在民间叫打摆子，定时发热。

青蒿同小孩子的中段尿熬成膏，专治女性更年期莫名发热。热由血分而来，服用普通下火药无效。

为什么要用童子尿？因为童子尿是从血分里

渗出来的，童子尿能把青蒿之力带入血分，就不会那么快被排出体外，进而把血分的热透出来。

更年期时晚上翻来覆去，睡不着觉，焦虑、烦躁，用童子尿和青蒿熬膏，一剂药就能搞定。

虚热盗汗者，晚上很烦热，汗又不断地漏出来。青蒿可除骨蒸劳热。有些人大汗以后会出现身体发热，感觉就像是从骨头里烧出来的那种热。

我们工厂里有一个烧火的工人，他常年面对锅炉灶火，出了很多汗水，后来经常觉得骨头里发热，甚至冬天都觉得发热，问我该怎么办？

我给他开了青蒿鳖甲汤加四逆散，结果吃了10剂，骨头热就退掉了。

他说真后悔没有早点来找我，他已经热了两三年了一直没有治好，吃下火药也没用，但是偏偏青蒿鳖甲汤就管用，青蒿鳖甲知地丹，透热外出效果好。

这个星期我准备去挖茅根，现在这个季节茅根长得特别好，气已经全部收到根上去了，精华都在根上。我发现茅根很奇怪，茅头很尖，真的像矛盾的矛一样。它种在地上，淮山苗可以穿过去，红薯苗也可以穿过去。

所以我就觉得做人也得有茅根精神，很多人碰到不管大病还是小病，就皱眉、抑郁。我告诉你，这样的人还不如蚯蚓有毅力。蚯蚓在地下一片昏暗，好像没有前途一样，但是它照样能钻出洞来，钻出一条路来。

人要向茅根和蚯蚓学习，否则光明大道你不走，照样会变成死路；羊肠小道你敢闯，也会有活路。

天底下最可怕的不是癌症、绝症，是什么？是孬种，是没有勇气。

你敢跟困难叫板，敢与困难斗争，像茅根那样钻出一条路来。红薯挡我，我破它；淮山挡我，我钻它；土地挡住我，我也可以穿出一条路来。

有这股韧劲很多病都会变得好治。我在余师那里学习的时候发现，余师很喜欢给一些老革命者治病，很奇怪，很多老革命者身体上有肿瘤、包块，依然可以谈笑风生。真正领会了"一切反动派（疾病）都是纸老虎"的精神，要有藐视疾病的魄力。

再加上胆量和小心，一个人胆子小，碰到困难就会怕；一个人不小心谨慎，就会在阴沟里翻船。所以胆大和小心就是治病的良方。

我碰到过很多人，胆子大者，乱来、乱吃，这不叫胆大，这叫不小心。还有人小心谨慎地门都不敢出，看到山高一点都不敢去爬，这叫懦弱，也不可取。

我们计划过两个星期要去征服尖山，尖山上有大概一百米的路程，人都不能站起来走路，要从上面放绳子下来，飞檐走壁。

我们为什么要去登尖山？就是看看自己有没有雄心壮志，雄心壮志就是无上良药。其实真正会学医的人，在读毛泽东诗词的时候就可以获得安心的良药，要多读古代豪放派诗词，如"五岭逶迤腾细浪，乌蒙磅礴走泥丸"，万水千山都能等闲看之。

茅根味甘，甘甜益力生肌肉。

经常发热，身体总是莫名其妙有余热退不掉，就可以用白茅根。

我们当地的丝茅根草（客家话），取一把白茅根，三两或五两都行，要新鲜的，煮水吃下去，余热就会退掉。

治疗小孩子高热初起的特效药三根汤，以前是不传之秘，现在我跟你们讲，三根就是葛根、白茅根、芦根。

小儿夏季突然发热，在初起之际，用芦根、白茅根、葛根煮水给他喝下去，会排出大量小便，热也会随小便排出。所以三根汤，对于小孩子发热尿黄效果相当好。

白茅根可以通关逐瘀血。患者发热后呕吐、呃逆，幽门狭窄或幽门梗阻都可以用。

上次在田间耕地的时候一个大叔说，他患有幽门狭窄，平时容易呕逆。我说：我刚好有茅根，你看茅根头尖尖的，专门用来钻开不通之处。

茅根的尖头能开通狭窄之处，再加上大叔舌比较红，尿液偏黄，所以就用茅根。

白茅根能降逆止呕，通关逐瘀。凡因瘀血、痰湿等导致狭窄不通，用白茅根煮水，吃下去后呃逆就能消下去。

我们治疗一些肿瘤患者，如鼻咽癌等，鼻子流血、吐血，可以给他用点白茅根，服下后血会止住。

上次有一个小孩子，吃了一些煎炸饼干之类的食物，导致体内燥热流鼻血，问我怎么办？

我说有两味药，白茅根和栀子，你能找到的话，就自己挖一些，两味药加在一起效果更好。栀子从上面降火，茅根从下面利尿。孩子心急火燥又流鼻血的1剂药就能好。

白茅根可以祛胃中烦热，我告诉你，茅根最厉害之处是它可以治疗前列腺炎、尿道炎、膀胱炎。小便黄赤，尿急尿痛者，用茅根半斤煮水，效果非常好。因它味甘甜，还带有补益之力。

张锡纯称白茅根为玲珑剔透之体，我们挖出来的茅根一节一节的像甘蔗一样，并且还是透明的。

我们学药都有歌诀，只要掌握歌诀，你到山

里头采药一看就知道这些药是做什么的。

有孔能干什么？有孔能利水，有刺能穿破，有浆可以拔毒，有毛可以祛风。在水边生长的草药大多可以利湿，长于高岗上者，大多可以破瘀，如扣子七之类。

我们一旦掌握了这些知识以后，看到茅根，发现有孔，有孔能利水，所以白茅根就有利水之功。

上次昆哥跟我讲，有一个80岁的老先生传给他一句口诀，让他千万不要轻易传给别人。他说有一句口诀，大概意思就是看到有孔的药就知道其能利水、能祛风湿。

我立马把歌诀背给他，"草木中空善治风，对枝对叶能治红；叶边有刺皆消肿，叶中有浆拔毒功……"所谓的秘方就是因为你读书少、见得少，才把它当作秘方。

我讲完他们都笑了。现在很多人都贪秘方，就是因为自己不爱读书，热爱读书的人，世间经验书说尽，自然会知道很多秘方、好方！

那天我为什么敢大胆地对川仔说，你过来了

住的地方简陋的像茅棚，没电没水都不怕。因为人如果真修学进入状态，粗茶淡饭一天两顿、一顿都很香！

我们再苦，也苦不过古人囊萤映雪。没有灯，古人就去抓一些萤火虫装进布袋中，以便晚上读书照亮用。范仲淹划粥断齑，一次熬一锅粥，然后分成四瓣，一天只吃两顿。晚上睡觉不脱衣服，和衣而睡，睡醒后不用再花费时间穿衣服，连换衣服的时间都用来读书，这样的人才能成为宰相。

有些人想要命好，但又不想努力，世间没有这样的事情。

大蓟、小蓟性味苦凉，对于血热效果好。不管是鼻子流血、口腔出血、咳血、痰中带血都可以用大小蓟。

庵背村有一个患者咳嗽，肺很干燥，都咳出血来了。我说用枇杷叶加大小蓟煮水，吃下去血就能止住。所以咳痰带血不用怕，有大小蓟。

大蓟、小蓟还可以消除痈肿。

糖尿病患者四肢末端烂疮烂肿的，将新鲜的

大小蓟捣烂后敷上去，痈肿就会平掉。我上次碰到糖尿病后烂脚趾的患者，用大蓟、小蓟、马齿苋捣烂后敷上去，特别神奇，那些疮肿收口收得很快。在我们当地马齿苋（老鼠耳）拔疮拔毒的效果非常好。

吐衄咳唾，崩漏可啜。啜就是饮，意思是吐血、衄血、咯血，甚至唾沫中带血，子宫出血等，凡血热妄行出血的，都可以用大蓟、小蓟。掌握了大小蓟就不怕血来欺。

有些患者说，自己排尿时红红的，尿中带血，问我怎么办。上次还有一个肾炎的患者，小便潜血。

我说用黄芪配大小蓟。黄芪补气，大小蓟凉血、止血，吃下去尿血就能止住，潜血就好了，所以大蓟、小蓟止血效果非常好。

假如你跟别人打架，皮肤被割伤出血，用大蓟、小蓟捣烂外敷，伤口就会好，还不留瘢痕。

大小蓟还有一个功用，能治疗肝部囊肿、痈肿等脏腑肿块，用鲜者取汁服用。特别是癌症、肿瘤患者身体发热，放疗、化疗后身体受损，夜间身体滚烫，发热的，大蓟、小蓟一下去能凉血、止血。

中山村有一个癌症发热患者，我问：你能找到新鲜的大蓟、小蓟吗？

他说：比人参难找吗？

我说：不。只要你用点心思去找，就能找到，然后把它嚼汁服用。

过了几天他说：真是神奇，这个一服用下去，晚上就不发热了。

你们要掌握这个方法，有时候医院做不到用新鲜的草药，新鲜草药放两三天就干枯了，所以还得民间里头才有秘方。

好！我们今天就到这里，更多精彩在明天。

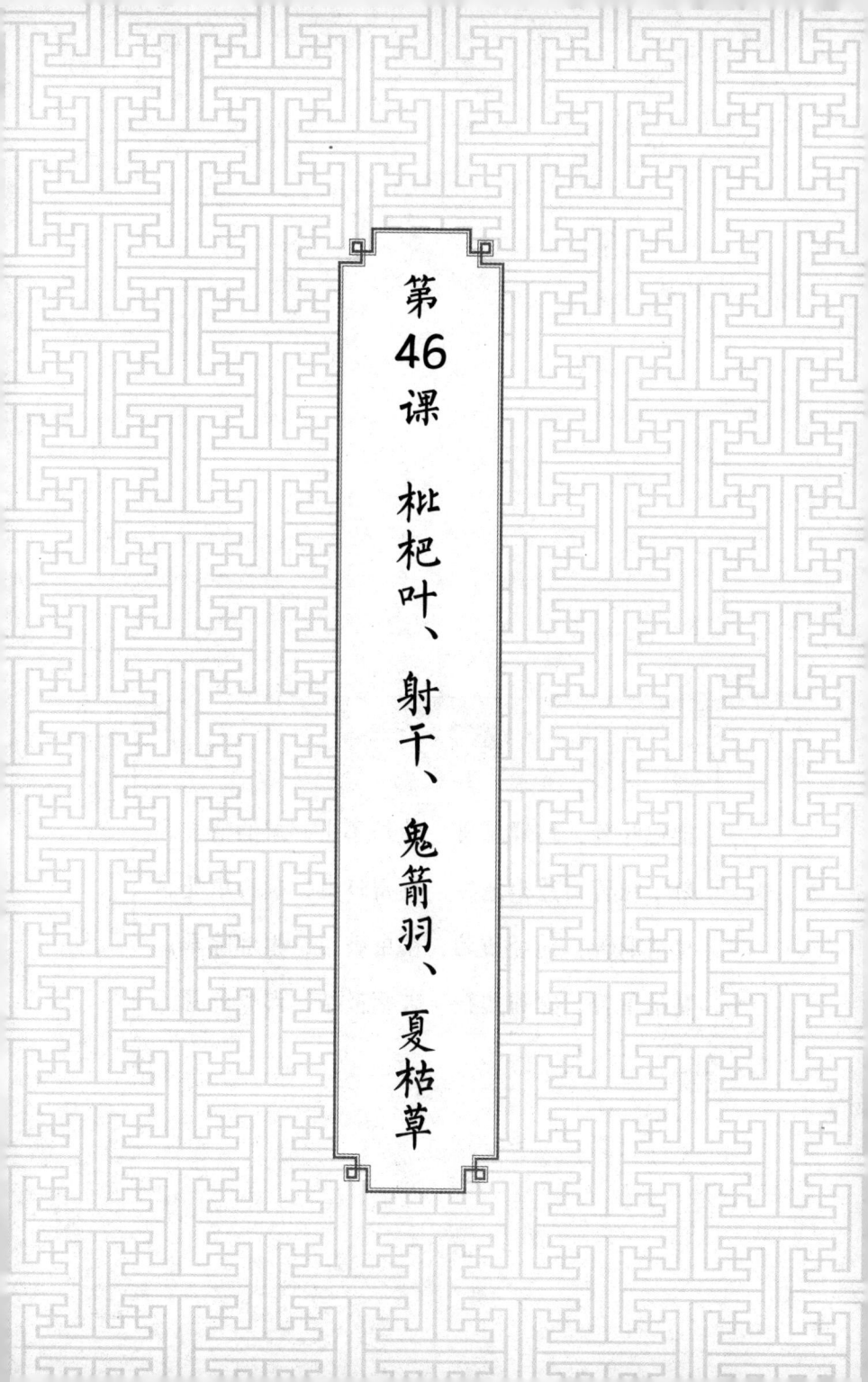

第46课 枇杷叶、射干、鬼箭羽、夏枯草

枇杷叶苦,偏理肺脏,吐秽不止,解酒清上。

射干味苦,逐瘀通经,喉痹口臭,痈毒堪凭。

鬼箭羽苦,通经堕胎,杀虫破结,驱邪除乖。

夏枯草苦,瘰疬瘿瘤,破癥散结,湿痹能瘳。

12月20日

风

湖心亭公园

准备好了吗？今天的学习要开始了，看看学习哪四味药。

今天天气特别冷，天寒地冻，我一出门就看到兰姨，她正要把鸡放出来。她说：这么冷的天，你还要出去啊。

我说：勤劳不觉冷，懒惰冻死人。人勤劳了，就不会感觉到冷，你一懒惰下来，就能冻死人。只有冻死的苍蝇，没有累死的蜜蜂。

当时我带阿华时，阿华问究竟要先学原始点、学针灸，还是先学刮痧，或者内科方药。

我说我就教你一招——推背。最简单的，也是最难的。结果，就用推背这一招，推得员工们都心服口服。

腰酸背痛的都可以用推背治疗，推背要反复练，当你练够一两千人的时候，手感就来了。

练熟了，只有一招也会成为你的绝招，你有百招但是不练，也是虚招、花招。现在学东西呀，最怕的就是学了百招而不练，最厉害的就是学一招练一招。

枇杷叶味苦，性凉，苦能降肺气。肺部痰热，咳吐黄痰的，太简单了，枇杷叶煎水兑点蜂蜜服下，能润肺降气，祛黄痰。

大书斋有一个小伙子，晚上吃了煎炸烧烤，第二天咳吐脓痰，身体发热。他奶奶带他来看病，问该怎么办？

我让他用枇杷叶，新鲜枇杷叶半斤煮水，再兑少许蜂蜜，早上喝完，下午咳痰就减少一半，晚上就好了。

不管是吃煎炸烧烤，还是喝酒，导致肺热，肺中有脓痰，都可以用枇杷叶，可以肃降肺气。

枇杷叶可治疗恶心呕吐，记住对胃热引起者效果较佳，还可解酒精毒。过量饮酒把胃烧伤了，呕吐者。用枇杷叶，还可以加芦根、竹茹煮水，称为降胃三药，可以把胃热降下去。

枇杷叶可以清理人体上焦，上焦脏腑有心肺，心脏被痰垢壅堵，可以用丹参、石菖蒲、枇杷叶、槟榔，能速降痰浊。

有一位朋友问我：曾老师，你的目标志向是什么？

我说：我的目标就是，在我60岁的时候，还能整天看病干活，从早忙到晚。在我70岁的时候，还能轻松跳跃，能爬山。在我80岁的时候，还能有好胃口，吃什么饭都香喷喷的。90岁呢，90岁不会卧病在床。100岁不会被挂在墙上。哈哈。

那三百五百岁的时候呢？三百五百岁的时候，别人望着我的画像，还能学到很多力量。看着我的书，听着我的言教，还可以得到很多启发，还会肃然起敬……这就是我的志向目标。

我要想达到这个志向，现在就应该拼命地锻炼。

射干味苦，能清利咽喉、肺，咽喉痛者，新鲜射干捣汁服下，咽喉就能通开来。

上次有一个同学，咽喉痹痛难受，讲话都发不出声音。我让他用新鲜的射干捣烂榨出汁来喝下去。他说喝下去后咽喉马上就舒服了，连续两天都觉得咽喉有射干，凉凉的感觉，说话声音也正常了。

射干鲜品捣汁咽下，专治喉痹不通。

射干逐瘀通经，能化瘀血，通开经脉，瘀血发热的用它效果比较好。

现在人们常过度饱食，导致胃气不降，引起口臭、口浊，用射干配竹茹，效果非常好。

痈疮肿毒难耐的可以用射干，有一种严重的喉病叫喉痈，咽喉发炎、严重扁桃体炎之类，都可以用射干汤。射干、升麻、马勃、芒硝四味药，喉咙肿得水都难以咽下去，身体发热发烫的，这个汤方效果不错。

《药性赋》上亦讲，射干疗咽闭而消痈毒。有一些痈毒闭阻咽喉，可以将射干捣烂贴敷在脖子上，有助于拔毒，有助于解毒。

你们都认为住茅棚是很苦的事，其实对于古

代圣贤能人来说，住不好、吃不好不是苦的，不能惬意地学习，才是真的苦。

你如果能学到好东西，就算是住牛棚都很快乐，如果学不到好东西，五星级酒店住久了也会抑郁想跳楼。

所以我跟川仔讲，找水要找水源，学习要学圣贤。必须学古圣先贤，学习他们囊萤映雪、凿壁偷光的精神，我们都还没到那种程度。我们受的这些小苦，跟古圣先贤的经历比起来，真是差得太远了。

我们要通读一百个历史典故，要学一百个以上的名人传记，熟记他们的历史，只有跟古圣先贤学习，我们才能进取。

鬼箭羽味苦，能通经堕胎，破血祛瘀，通达月经。

瘀血堵塞闭经，或经行腹痛，用少腹逐瘀汤加鬼箭羽，可通经祛瘀。

小孩子有虫积，妇人腹中有瘀血结节，尤其是生完孩子以后，体内有坏血、恶血、瘀血块堵塞，怎么办？

鬼箭羽、红花、当归各30克研末，每次用10克，加酒一起煎服。一般服用三五次就好了，那些瘀血就会排出来，有杀虫祛结之功。

鬼箭羽苦寒，能降虚热祛毒，驱邪除乖。有些患者受惊吓或跌打以后，神志怪异，好像邪鬼上身一样，就可以用鬼箭羽。

有一天下雨，我看到有飞蛾拼命地飞来，扑到灯上，翅膀都烫焦了，然后掉了下来。

飞蛾扑火这种精神是很勇猛的，但是你如果方向不对，就全功尽废。做人也一样，精进可以，但是精进却没有智慧，没有方向，就只有死路一条。

第一天你们过来的时候，老师首先让你们写日记，会画画的就画画，会拍视频就拍视频。第一天你先要定好方向，要成为一个能写、能画的人，方向定下了，你的精进就不会白费。

婉婷每天都会画一幅画，每天精攻一幅画，这个方向定下了，每天不管怎么过，都会有意义，都会很充实，人也会进步。一年365天下来，一共365幅画，4本书就出来了。

夏枯草苦，瘰疬瘿瘤。夏枯草很奇特，夏至的时候叶子就开始枯萎了，性味偏苦，苦能降肝火，用于肝郁气滞者。

前几天有个阿姨过来，一边走一边跟她爱人吵架，吵得脖子都粗了。所以我说脾气大，身体差。

脖子周围有一些瘰疬结节怎么办呢？夏枯草、玄参、贝母、牡蛎，再加四逆散，可以消瘰结，解肝郁。

人生气的时候经脉就会打结，导致气运行不畅，久了就会有包块。治以疏肝解郁加降火化结，用夏枯草。

其实夏枯草对眼目的胀痛效果最好，南方名药夏桑菊由夏枯草、桑叶、菊花组成。

你看夏天的时候阳光炽盛，地面的积水很快就会干涸，所以人肝火很大，上到眼睛，导致眼睛干涩不舒，用夏枯草。

肝部囊肿硬块结节，可以用夏枯草、海藻、昆布、玄参等软坚散结之品。

湿气痹阻，如肛瘘、瘰疬溃烂，流出脓水，湿浊阻塞，单用夏枯草熬成膏，部分内服，部分外涂患处，可以拔毒。

　　如果是瘤结日久，就要用八珍汤或十全大补汤加夏枯草，可补气脱毒，效果较好。

　　总而言之，夏枯草能清肝火，散郁结。妇人肠息肉，肠道中有积滞结节，腹中结块，腹痛腹胀，就可以用夏枯草。

　　还有一种比较难治的乳痈，有些人生气后脖子胀痛，有些人生气后眼睛痛，有些人生气后乳房痛，有些人生气后腹痛等。总之不管是头、眼睛、脖子、乳房，还是肚子以下，只要是痛胀难耐，生气后加重的，用夏枯草30～50克，喝下去后，痛胀就会消去。

　　所以夏枯草乃脾气大者的良药，并且它的口感还不错，不会特别苦。

　　好！我们今天就到这里，更多精彩在明天。

第47课 卷柏、马鞭草、鹤虱、白头翁

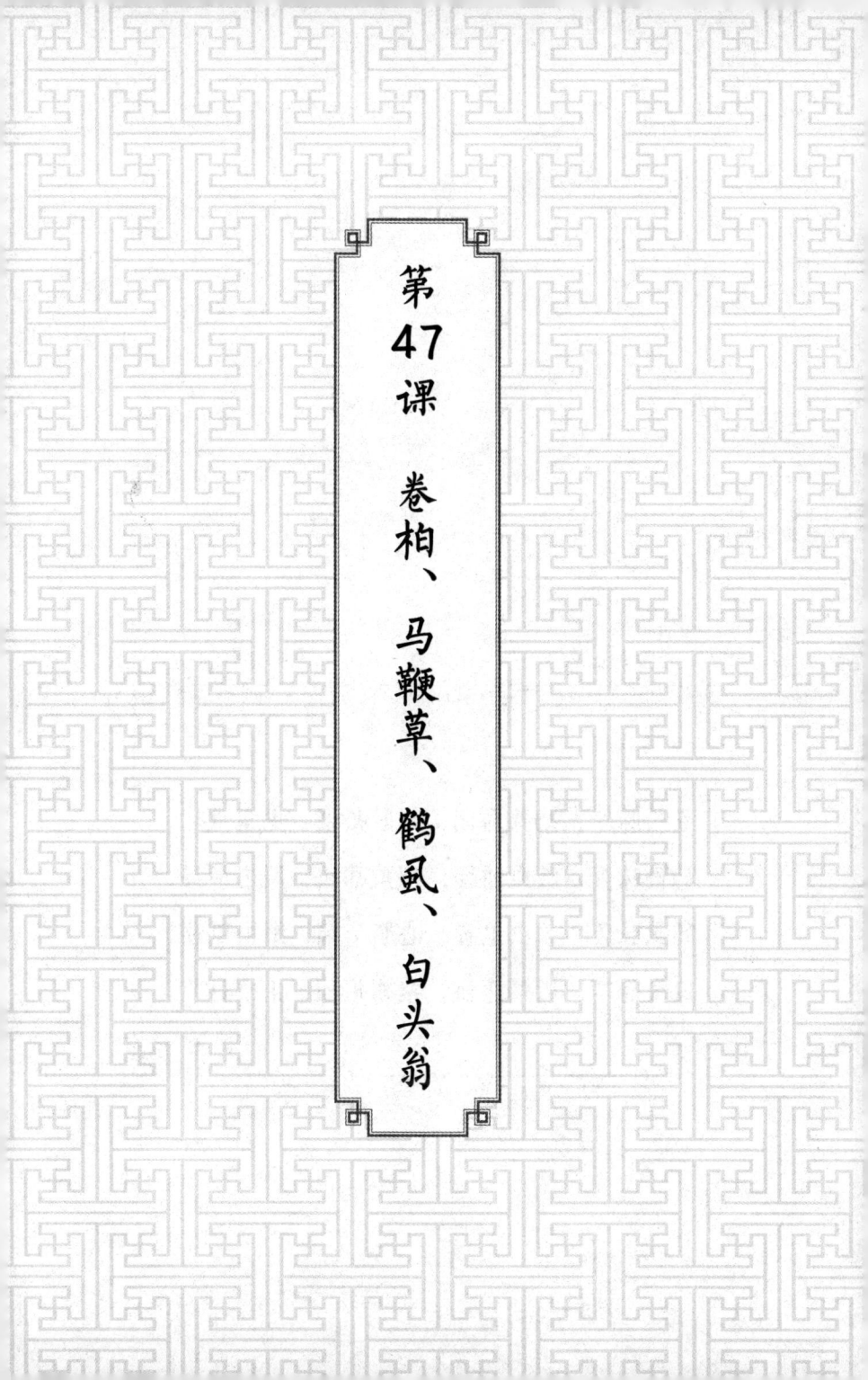

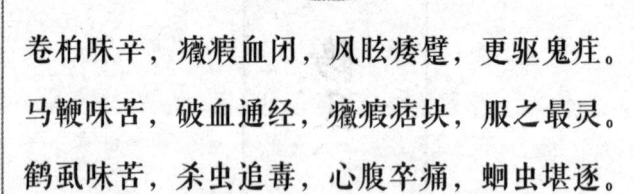

卷柏味辛，癥瘕血闭，风眩痿躄，更驱鬼疰。
马鞭味苦，破血通经，癥瘕痞块，服之最灵。
鹤虱味苦，杀虫追毒，心腹卒痛，蛔虫堪逐。
白头翁寒，散癥逐血，瘿疬疟疝，止痛百节。

12月21日

霜

湖心亭公园

好，我们开始今天的讲解了，一起来看看学习哪四味药。

今天我看到川仔干活累了，中午就躺在凳子上睡着了，睡得很熟，很多失眠的人看到了，眼睛都快掉地上了，真心的羡慕。

我说：川仔你怎么能睡得着？

他说：我也不知道啊。我以前在家里中午是不可能睡着的，在这里，环境太好了，太放松了。而且干活出了汗，身体经脉通畅，一觉就能睡好几个小时。

广厦千间供人看，一觉安眠自受用。意思是广厦千间再好，那也是只能让人看，但是你有个好睡眠，其中享受只有自己知道。

那天有村民说：你明明有大把的楼房可以住，为什么在田园里头搭茅棚？

我说：我睡觉求的是个人的体会，而不是他人的眼光。

卷柏味辛，辛散能破血。

卷柏又叫千年不死草，就是在遇到干旱天气的时候，枝叶干枯变黄没有水时，卷柏就会休眠。等到雨季一来，又能长出绿绿的叶子来。

卷柏能够破掉体内的癥瘕血闭，癥瘕就是一些瘀血气滞结成的包块，血闭就是月经闭住了。单用卷柏30～50克煮水服用，能破血逐瘀。

如果是跌打损伤，或开摩托车摔伤，或跟别人打架，导致有积血在胸胁、肚腹。用卷柏30克水煎服，有活血破血之功，可治疗局部瘀血、瘀肿。

肝风上冲，头晕目眩，两脚都不能走路，这时可以用卷柏。

肺结核之类的传染病，古人把它称作鬼疰，就像鬼一样，相互传染，这在古时候是不治之症，很多人都害怕。卷柏就可以驱逐。

今天部分地区已经下霜了，天气非常冷，冻的脚趾头都痛，但是我没有穿袜子，不穿袜子也有好处，我会把运动量加大，今天早上我就多运动了五分钟才过来上课。你们穿了袜子，觉得安逸了，就不去提高运动量，这也不行。

你看下霜了还有那么多人起个大早赶过来听课，五经富有一个患者很想过来听我讲课，问我能不能把时间推后一点，别那么早讲，起不来。

我笑着说：真想听的人，他们都能从湖南、湖北、四川赶过来，不真心想听的人啊，就算是在桥对面也走不过来。

一个人如果真想听，天边即眼前，没有距离，一个人不想听呢，眼前若天边，距离遥远。

我始终相信真心无远路，不管是学画画、学写作、学建筑，你觉得好像跟它隔得像地球到月球、到太阳那么远，但是只要你真心去做，就没有距离。

真心可以跨越一切障碍，不真心的即使在对面也好像是天边。有一句话说，世上最遥远的距离并不是你在地球这头，我在地球那头，而是我在你身边,你却在玩手机。叫你你都不应,这才是最遥远的距离。

马鞭草苦,苦能降浊,还可破血通经,尤善于破瘀血,通月经。月经不调者,用马鞭草、卷柏、益母草,再加少腹逐瘀汤,基本上屡治屡效。

对于有子宫肌瘤者,也可能在不经意间就把它破掉,所以破血通经就用马鞭草。

谈到马鞭草,必须跟大家讲一些跟马有关的故事。

据说下等马就算是拼命鞭打,也是爱走不走,看到好吃的立马把头垂下去拼命吃。中等马,你打一下它就走,触类旁通,举一反三。上等马,你的鞭子刚举起来还没打下去,它看到影子立马就跑。

所以上等的学生,老师脚还没出,它就开始奔跑了。中等的学生呢,老师讲过一两次后,他就能明白。下等的学生,老师讲个八遍十遍的,还爱学不学,爱理不理。

马有上中下等,人的资质和悟性也有高低。

但不管是高是低,只要听话,只要肯付出就能学好。世界上最怕的是什么?最怕的是资质低又不听话。

癥瘕痞块,服之最灵。马鞭草能够破癥瘕痞块,包括跌打损伤所致的瘀血肿痛,用马鞭草加桃红四物汤就可以破掉。

局部疮痈肿毒,如屁股、后背或腹部突发疮肿,怎么办?

太简单了,马鞭草300~500克加蒲公英、马齿苋等,捣烂后敷于患处,有活血解毒之功。

疮肿就如同是局部车祸塞车,撞车后汽车起火了,这时怎么办呢?赶紧用灭火器灭火。好,蒲公英、马齿苋就像灭火器一样,一下子就能把火灭下去。

灭火后,车辆还堵在那里,后面、前面的车都不能通过,越堵越多。这时交警一来,赶紧指挥,吊车一来赶紧把事故车辆搬走,路又重新恢复通畅。

所以马鞭草就像吊车一样,能把周围瘀滞全部搬走。

一个灭,一个搬走,两者结合就是治疗瘀肿

的大思路，这样讲就会很清楚明了。网上许多中医爱好者对我们中医普及学堂的评价都是，通俗易懂、容易掌握等。

马鞭草、青蒿榨成汁来服用，可治疗疟疾，并且提前服用可预防疟疾发作，有截疟的作用，效果显著。

前几天有个小女孩痛经，我让她在月经来临前三天，用山楂、大枣、红糖、生姜一起熬水喝，等月经再来就不会痛,这叫截。对规律发作的疾病，在疾病还没发作之前，提前下手用药，就能没事。

又如我们知道下午会下雨，那就提前把草木灰收起来，用篷布盖起来，再加上寮顶周围封好，就算下再大的雨都不怕。所以防胜于治。

有一个阿叔早上锻炼身体，跑步时脚都拖着走，还皱眉嘴撅，嘴巴都快掉下来了，看着跑得很辛苦。

我说:你为什么要锻炼呢？你应该先养养啊。

他说：不锻炼身体怎么会好呢?

我说:车子要经常骑没有错，不骑很容易坏，但是如果车胎已经没气了，千万不能再继续骑了，不然坏得更快。

汽车的轮胎气足，开起来就没那么累；人的中气足，锻炼起来就不累。所以身体差的时候，要小动或少动，多静养。先养其真，再练其性。

他一听幡然醒悟，后来就改为下午或者中午出来晒太阳，慢慢地身体养足了，脸上有微笑了，再去跑步就没那么累了。

有的人能够担一两百斤的重担，而骨头不会被压碎，那是因为膝盖骨里有气充盈，如果气不够，膝盖就容易拉伤。

所以我说，气、血、水不足者，不可强练，强练反伤身体。

《药性赋》讲：鹤虱痱子杀三虫。

鹤虱味苦，苦能降，功可杀虫追毒，虫见了都退避三舍，用于治疗各类虫积腹痛。

小孩子肚里有蛔虫，痛得满地打滚，用乌梅丸加鹤虱，效果非常好。

又如牙虫，上次有一个朋友牙痛得很厉害。

我按照张锡纯医书上记载，用鹤虱配少量醋煎煮后服用，他说效果非常好，牙痛很快就止住了。因为酸能止，苦能降。

前几天我们去爬胡子山，海拔五六百米，要爬上去不容易。有几个朋友爬到一半，就要往回走，坚持不下去了。而有些人爬上去再下来，还意犹未尽，还想继续爬。

我觉得，真喜欢锻炼的人，行走千里万里都有阳光，不喜欢锻炼的人，十里八里都有硬伤。有些人说锻炼伤了，那他一定是对这方面不够喜欢。

白头翁寒，寒能够解毒，散癥逐血，可以消除颈项部癥瘕瘰疬血瘀，还可以止腹痛、关节痛。

白头翁可用于热毒痢，腹泻、肛门热痛者，用新鲜白头翁30～50克浓煎，一服下去肛门就不热烫了，腹泻也能止住。所以单味白头翁，乃治热毒痢之神药、要药也。

湿热泻痢较甚，热到极处，出现迫血妄行，腹泻，便中带血，用白头翁汤。白头翁、黄连、黄柏、秦皮四味药，专治湿热熏蒸，便中带血。

热毒痢我们平时很少遇到，但白头翁还有一个神奇的功效，专治妇人阴道瘙痒、带下黄臭。湿热在肠道与湿热在阴道，道理一样，都是下焦。

妇人阴痒，带下黄浊，如宫颈糜烂、霉菌性阴道炎等反复发作，较难治愈。但是在中医学里，相对较简单。

得其要领，易如拾芥；不得要领，难如登天。治病跟做事情一样，你得到要领了，治起来就像捡一根草那么简单；没得到要领，治病就如同爬上天一样困难。

完带汤加白头翁、火炭母、败酱草，治疗霉菌性阴道炎，阴道瘙痒，甚至流黄水者，效果非常好。白头翁就是妇科疾病的福音，对于热毒的效果特别好，还能止疼痛。

今天就到这里，更多精彩在明天。

第48课 旱莲草、山慈菇、榆皮、钩藤

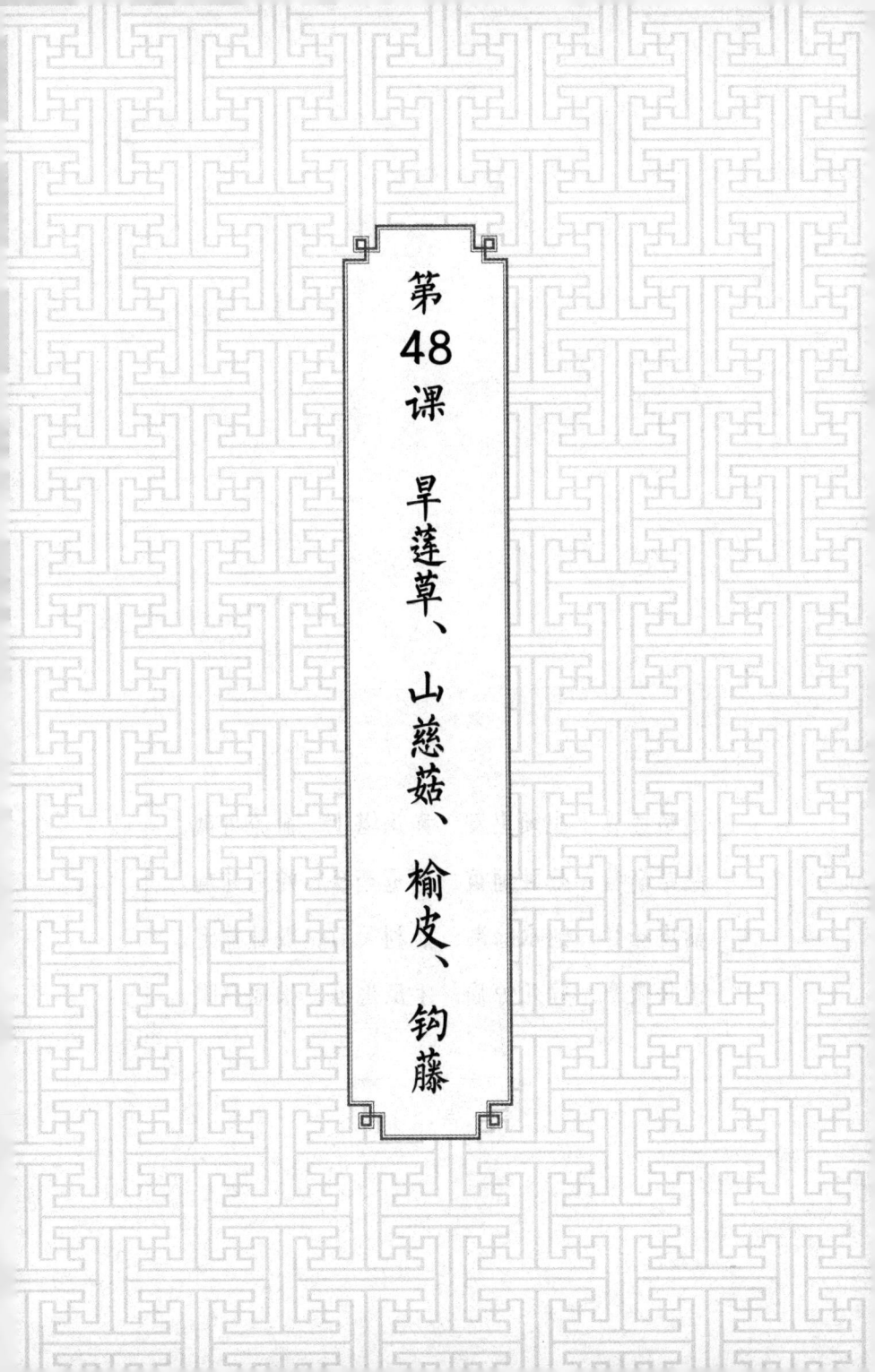

墨旱莲甘，生须黑发，赤痢堪止，血流可截。
慈菇辛苦，疗肿痈疽，恶疮瘾疹，蛇虺并施。
榆皮味甘，通水除淋，能利关节，敷肿痛定。
钩藤微寒，疗儿惊痫，手足瘈疭，抽搐口眼。

12月22日

霜

湖心亭公园

好，我们要开始今天的学习了，讲之前先表扬一下川仔，他说开始在农场干活后，回到家晚上休息只要三分钟就能睡着，并且睡得还很好，这是以前从未有过的事。表扬就像润滑油，越润越有味道，而且越省力。

但赞扬之余还得批评，为什么批评呢？因为我叫他写日记，4天过去了一篇都没写，动不了笔。昨天刚开始，并且还是我带头才拿起了笔。

这个是批评，批评有什么好处？批评就像磨刀石，越磨刀越利。我们要把别人的批评磨到我们的刀的两侧，使刀越来越锋利。

五哥去地里割草，每割一段时间，就把刀片取出来磨一磨，再往割草机里加点油，所以每次都割得又快又好。

把刀片取出来打磨，使刀越来越锋利，虽然过程很苦，磨刀很累，但磨过之后刀会很锋利。

这润滑油涂上去后很柔润，像表扬一样，孩子们干活时，越表扬他，他越没有阻力，苦的都变乐了。没表扬等于没用润滑油的机器，干起活来很费劲，很辛苦，而且很容易伤机器。

有的孩子干活或读书，会读伤、干伤，会读出病来，工作出病来，这都是缺乏鼓励。自我鼓励、他人鼓励都很重要，最重要的还是要自我鼓励。

旱莲草，即墨旱莲，味甘，能凉血止血、补肾阴，还可以降火。

老年人头发焦干花白怎么办呢？

二至丸，女贞子、墨旱莲炼蜜为丸，也可以配合使用六味地黄丸，专治年老体衰、记忆力下降，称为二至六味丸。

为什么叫二至呢？

因为女贞子多在冬至的时候采收，乌黑发亮。我曾经和创涛一次采收了几百斤，结的满树都是。

墨旱莲多在夏至的时候采收，所以这两个加在一起，称为二至丸，以调阴阳。

肝肾阴虚的人眼睛会视物不清，头也会晕。邪淫伤精或熬夜伤精的患者，记忆力下降，反应迟钝，目光呆滞。

此外还有肝炎的患者也用二至丸。

肝脏发炎了，为什么肝木会起火？因为水少。秋冬季水少的时候容易起火，所以用女贞子、墨旱莲补肾水，肝柔润以后，就不容易着火了。

容易生气的患者，急得拍桌子、挤眉瞪眼等，身体一般比较燥急，木燥起火，就用二至丸滋水涵木。

上次有一位爱生气的患者，用了逍遥丸，别人吃下去就会很开心，心情舒畅，她吃了后肋部发紧，火气依旧很大，经常偏头痛。

我说用二至丸，同时配合使用六味地黄丸和四逆散，一吃下去火气就消了，头也不痛了，胸肋部的紧绷感也松开来了。所以我想到疏肝解郁啊，还得配合滋阴涵阳。

墨旱莲可以把胡须生出来，可令白发转黑，用墨旱莲加黑芝麻、桑椹子、枸杞子等一派补肾之品。

墨旱莲最厉害的功用是凉血止血，暑假期间孩子们用镰刀不小心把手割伤了怎么办？墨旱莲配白花臭草捣烂外敷，效果非常好。

如果是里面的出血，过食煎炸烧烤后，尿中带血，叫血热妄行。这时用新鲜的墨旱莲跟新鲜车前草，捣烂取汁，墨绿墨绿的，喝下去血尿就会止住。

肾炎患者，小便潜血，就可以用墨旱莲，既能消炎，还能止血，效果非常好。

川仔第一天来的时候，我们一起去砍竹子，一棵都没有砍下来就说手酸了，说刀不够锋利，说竹子太硬了。

我说不是刀不锋利，也不是竹子太硬，是你功力太低。所以埋怨活太重了或者工具不够好，都是假象，真实的就是你体魄太差、太弱。

凡事能反归到自己体魄上，能从自身找原因

的人,是有本事的人;凡事抱怨外在条件不足的人,是没能力的人。你们做人处世也应该转换思维。

慈菇,又称山慈菇,味辛苦,苦寒能消炎降火热,辛能散结去包块,包块包裹热毒的山慈菇。

罗屋村的一位阿叔,患有甲状腺功能亢进症,伴有咽炎,咽喉疼痛较甚。输液都没有用,赶紧来找我吃中药。

我用四逆散加消瘰丸(玄参、贝母、牡蛎),治疗急性咽痛用威灵仙、白英、青皮、山慈菇、射干、马勃等,第二天咽就不痛了。

疗肿痛疽,像铁钉一样,火热较甚,红肿热痛者,用山慈菇捣烂外敷,能解毒消疗肿。

恶疮瘾疹者怎么办呢?有一个紫金锭,这可不是一般的药。相传武当山的道士很喜欢用,经常会碰到一些皮肤癌的患者上山求道。

紫金锭能治疗疗疮肿毒,肿热溃烂,流黄脓水者,用下去就会好。

山慈菇、重楼(蚤休、七叶一枝花)泡酒,为蛇药酒,用于毒蛇咬伤。在配用破血逐瘀、扶正气的药，可治疗脏腑里头的疮肿，还可协助治疗肿瘤。

那天我路过看见兰姨，兰姨对我说：别太辛苦了，你看你一整天从早上一直忙到晚上，干那么多活儿。

我说：我把这些当作旅游，旅游会苦吗？不会，所以把干活当作是外出旅游，放松心情，就会快乐很多。

但是如果你没有好的心态，即使闲在家里，什么都不用干，还有人伺候，你也会觉得很苦。所以想要身体好，就要做自己喜欢做的事，并把它做到极致。

榆皮味甘，通水除淋。小便热痛、不利，伴有身体浮肿者，可以用榆白皮利水通淋。

榆白皮能利关节，关节不利索者，榆白皮捣烂外敷，有消肿止痛之功，肿跟热痛都会得到平定。

用榆白皮利尿的时候要加什么？加一些生地黄。为什么用利水的药，如车前子、石韦、木通等要加生地黄？因为利尿药容易伤阴，而加入养阴药后尿会利得更顺畅。

有些妇人产后小便不利，身体容易浮肿，用榆白皮磨成粉，跟粥一起熬，治疗小便不利，身体肿满，孕妇也可以用。

痈疽发背者，单用新鲜榆白皮捣烂过后，加香油调敷，对付疮痈有拔毒之功。

我们接着看，人为什么会得脂肪肝，有的人说过食肥甘厚腻得的，有人说经常熬夜得的。

其实脂肪肝的根源就是肝受委屈、抑郁或经常发火，导致肝的功能乱了，治疗脂肪肝不是去拼命消脂肪，而是要疏肝。

所以治疗脂肪肝起手就是四逆散，以疏肝理气。顺便跟大家提一下，四逆散还有个妙处。

你知道为什么用柴胡和枳壳吗？人吃了枳壳会排气，吃了柴胡会发微汗，鼻子、耳窍、眼睛都会通开来。

用其他舒肝解郁、行气的药就好像是在家里扫地，扫来扫去呀，那些脏垢灰尘也扫不到外面去，家里还是有很多脏垢灰尘。

所以清除家里的臭气污垢有两招，哪两招？

第一招把抽油烟机打开，从天空排；第二招把下水道打开，把污垢冲到下面去。

吃了枳壳会放屁，肠道蠕动会加强，所以枳壳是打开下水道的药。而柴胡呢，是开天窗的药，重用下去，鼻窍、耳窍、毛孔通通都会打开。

肝病热久并不是里面病毒脂肪多，而是肝不干活了，就像二村的垃圾池一样，垃圾越来越多，这是为什么呢？是不是大家丢得多，不是，是环卫工人不干活。

环卫工人如果干活了，还会有很多垃圾吗？不会的，那么肝脏里头为什么会有那么多垃圾呢？

你经常生气，总让肝委屈，还让它干不愿意干的事情，最后肝就放手了，不干了，导致营养堵在体内，久而久之就会发臭，形成痈疮。

我们一定要有这个意识，只有学习过中医知识的人才能注意的到，对待肝脏，不能总以脂肪肝论处，应该看到肝开心的功能。中医疗法在调脏腑功能及身体气机方面，有得天独厚的优势。

钩藤微寒，寒能平肝降火，所以钩藤对偏头痛效果较好。

生气过后偏头痛加重者，钩藤、薄荷、蝉蜕各5克，总共不过一块钱，好了。

生气后头痛，眼睛热热的，头烫烫的。钩藤可以平肝潜阳，薄荷能疏肝解郁，蝉蜕呢，蝉蜕就是空壳子，能让人的压力变空。

精神压力较大、压抑抑郁的人，可以用蝉蜕，有解表之力，能让人的压力从毛孔扩展出去。蝉把旧衣服脱掉了，你也要把自己身体上的压力给释放出来。哈哈哈，要把压力放下。

由此我领悟到了一个道理，又称为弓箭之道。这个道理真的有点舍不得讲，实在是太好了。如果你能看懂这个道理，那么你就会成为人中龙凤。

我单拿这个道理就可以把很多孩子教好、练好。

春天的时候，我会在风筝基地建一个弓箭园，专门给孩子来玩，让他们自己搭竹子。

射箭有两个动作，哪两个动作？一拉，一放。你看拉弓的时候，弓箭的那条牛皮筋是不是拉得很紧，很受委屈是吧。本来很松弛，一下子被拉得很紧，很委屈是吧。

受得委屈越多，牛皮筋囤积的力量就越大，但是有些人只会囤积，不知道放手，那就相当于没有力量。

我们在受很多委屈的时候，要学会放下，一放下就都穿透出去了。别人误解你，甚至批评你，你把这些委屈全部收到身体里，然后把它放下，那弓箭就会射得很远。

一个人他能走得很远，能挺过艰苦的岁月，在批斗的时光里最终也能站起来，就是因为他能把所有委屈放下，将其转化成学问，转化成做人的动力，这就是弓箭之道。

钩藤可以治疗小儿高热抽动，告诉你们一个奇方，用钩藤煮水送服羚羊角粉。药店可以买，一瓶一瓶的，也不贵，几十块钱就可以把它搞定。

所以小儿高热、肝风内动引起手足抽搐，就用钩藤，可以平肝潜阳、平息肝风。

手足瘛疭，手足就像树木的枝条一样，枝条

抽动了是为什么？因为有风啊。所以人手足抽动，肯定是因为肝风、肝火大引起的，平肝息风，就用羚角钩藤汤。

我上次碰到美德村的一位老阿叔，他生气后，人莫名其妙地一抖一抖的，然后就摔在了地上，家人邻居都没有发现，1小时后自己醒了过来。

我说：你能醒过来还没有瘫痪，这是福气啊。这种情况就是生气后肝风内动，用天麻钩藤饮。服用后血压一缓解就不会再抽动了，自然也不会再头晕了。

此外还有口眼抽动、小儿惊风等，都用天麻钩藤饮。

肝火大，头晕目眩者，用钩藤、菊花、决明子、夏枯草之类，服用后这些肝火肝风都会平息。

好，今天就到这里，更多精彩在明天。

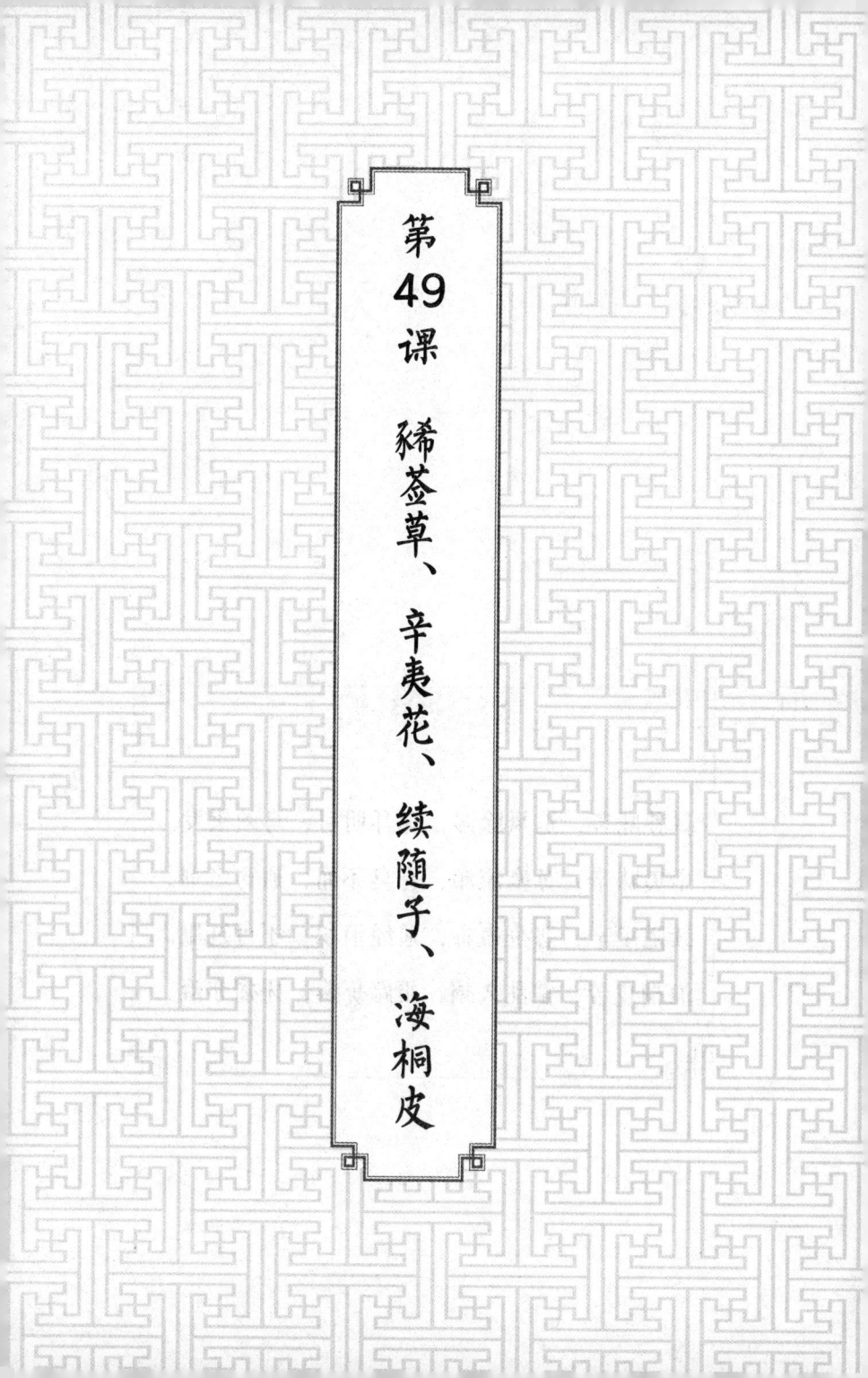

第49课 豨莶草、辛夷花、续随子、海桐皮

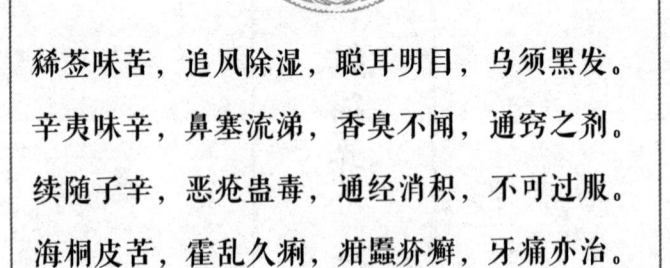

豨莶味苦，追风除湿，聪耳明目，乌须黑发。
辛夷味辛，鼻塞流涕，香臭不闻，通窍之剂。
续随子辛，恶疮蛊毒，通经消积，不可过服。
海桐皮苦，霍乱久痢，疳䘌疥癣，牙痛亦治。

12月23日

阴

湖心亭公园

《药性歌括四百味》开始了。

昨天我们的课堂上又来了一位新人,名叫燕子,老学生中只有川仔过来了,我问他们有什么擅长的,能写吗?

他们都说没有写作的基础,我就说不要怕,你们看杨桃,它很奇怪,杨桃本来是酸的,但是如果嫁接了品种优良的枝条,酸杨桃也会变成甜杨桃。

于是我就作了一首打油诗,"我有良种一枝,不怕杨桃酸的,只要无缝对接,就能结出甜的。"

所以不要怕自己的底子差,只要敢于去嫁接良种的枝条,就能结出甜美的硕果。

我希望大家最后都能成为手上能写,肩上能

扛，双腿能跑，大脑能静悄悄睡个好觉，胃口大得不得了的人。练到这种境界，就可以了。

我们接着看豨莶草，豨莶草是祛风湿药，味苦，能清热除湿，祛风湿，通经络，利关节。

豨莶草在疏通经络的同时还有一个奇特效果，就是可以降血压。有不少祛风湿药，间接都有降血压的效果。

祛风湿药很多都是藤类，藤类象征着人体的经络血管，像管道一样，应该保持通畅。藤类植物生长时爬来爬去，就能想到藤类药进到身体，肯定可以疏通经络。有句口诀叫作有藤善祛风，有藤善通络。只是疏通经络的强弱，或偏寒、偏热，有待深入研究。

豨莶草能追风除湿，还可以疏通经络，有一位高血压患者，血压180毫米汞柱，一直降不下来，头晕、头胀、心烦失眠。

我给他用丹参50克，穿破石80克，豨莶草30克，水煎服。这三味药一下去血压很快降了下来，降到了140毫米汞柱。再继续服用一段时间药，降到了正常。患者非常高兴，乐得快要跳起来了。

所以中药用对了也能降血压，而且效果非常好。

豨莶草可以让人耳聪目明，有一个方子叫作豨桐丸。用豨莶草、臭梧桐两味药，炼制成丸，专治风湿痹痛，筋骨无力，还有眼花耳鸣，身体老化。

豨莶草还可以让胡须变乌，让毛发变得更有光泽。

老年人风湿痹痛，用豨莶草拌酒一起蒸熟，或者将豨莶草炼蜜为丸，治疗中风偏瘫后，手脚麻木痹痛。"麻"是什么？麻是气虚。"木"呢？木是血瘀。

如果你觉得脸木，或者玩电脑、熬夜以后，觉得脸麻麻的，这时应该赶紧去补觉，再不好好睡觉，就很容易面瘫。

脸麻是因为气不够了，气色很难看，又觉得脸麻麻的，要小心哦，应该早点休息了，还要吃点补益气的东西。

补中益气汤加豨莶草，这个很好用，服下后

脸上的麻木感就会退掉，老年人觉得脸麻的也可以服用。

豨莶草还可以治疗皮肤瘙痒，因为它是风药，风药有五大特点。其中之一就是风能胜湿，风药能祛除湿疮，局部湿疮流脓水的都可以用。

在辨证方中用豨莶草加苍耳子、地肤子、白鲜皮、白蒺藜等，快速退掉湿疮，非常好用。

很多人都会有紧张性头痛，怎么缓解呢？

为什么很多人自己给自己推拿按摩，自己给自己扎针，效果均不理想，偏偏要别人来做呢？

因为自己本身是患者，自己生病了，你的紧张和不安都会透过你的针、你的手传到身体，相当于用不安紊乱来调不安紊乱，结果还是不安紊乱。

我还在上学时，我的师弟很会推拿按摩，他说：真是奇怪，我的功夫比我同学要高，但是我不舒服时给自己按就没效果，同学给我按就有效果。

我说：你本来就生病了，身体不好，你自己按，相当于用病理性的气场去调自己的病理性气场，结果还是调不好。

所以有些东西要适当地假手他人，自己的斧头削不了自己的柄，如理发就要请人，

紧张性头痛时人必须要放松，心平气和的状态下，绳锁才会很容易解开，性躁心粗的人，总是打死结，一用力过猛，又会打死结。所以解锁要耐心，治病要细心。

辛夷，又叫木笔花，长出来像一条笔管一样透到天上去，结一朵花，存了一冬天的能量，春天绽放。

辛夷味辛，它有一股很强的辛散味。凡辛味药有三大特点，就像你吃辛辣的辣椒时，会有三种感受。

第一，辛能发汗，受凉后鼻塞不通，好，用鼻塞散。我告诉你，你如果开药房必须要打鼻塞散，因为逢年过节，或者天气突变，人们肯定会鼻塞。

热开水冲服鼻塞散，加辛夷花，还可以加适量的姜枣。没有的话就单用辛夷花散，冲服下去后，鼻子就像开花一样打开来，不再闭住。

辛夷花就有这么神奇的效果，但是鲜花总是

在能量最饱满时绽放，所以它只能够管住三五天，后面的治疗还得补够中气，鼻窍才能够长久打开。

人也是在气血能量最足的时候，鼻窍才能打开，目也明，耳也聪。一旦体力不行了，目不明，耳不聪，鼻又堵塞，味觉下降，人体整个趋势都往下走。

辛味第一能发汗，能把鼻窍中的寒水闭塞都发出来。

第二，辛能行气血。我们吃完辣椒以后，会觉得很热，辛能够产生热能，热能的直接效果就是通气血，能行气血。

局部关节痹痛，或者鼻子痛得很厉害，可以用辛夷花散。

辛夷花打成粉直接服用，鼻子痛就会解除。小儿鼻塞、鼻痛，好，抓点辛夷花粉剂，拿回去一吃就好了。

辛夷花粉可以为药房招来很好的人气，是人气散。有一个老先生说开药房一定要备着这个散，为什么呢？因为患有鼻炎的人太多了，鼻塞的人来了就给他们抓一点，他吃得舒服了，就会经常来你的药房。

第三，辛还能够止痛；辛香定痛祛寒湿。

鼻窦炎患者头都很痛，又鼻塞，怎么办呢？

用辛夷花，前额痛者加白芷，偏头痛者加川芎，后头痛者加羌活，巅顶痛者加藁本或蔓荆子。如果全头都痛，就把上述的药物都打成粉剂，放在一起取一小撮服用，专门治疗各类吹风受冷后的头痛。

严重受冻后头痛者，可以用半杯酒送服上述风药。风药加酒送服，就像关云长骑赤兔马，跑得很快。酒就是那匹马，上冲下窜，而这些风药呢？风药就像青龙偃月刀到处耍。

辛夷可以通脑窍、顶窍，歌括上讲，香臭不闻通窍之剂，意思是说鼻子嗅觉下降了，它是通窍之剂，所以谁最适合服用辛夷花呢？美食家，哈哈。

还有我们平时啊，要提高我们的灵敏度，像孩子上课学习各方面脑不灵光、不灵敏的，用聪明散（辛夷花加蔓荆子）。

嗅觉一敏捷起来，整个人的智力都会提高。你看智商高的狗，都有一个特点，就是嗅觉灵敏，学东西一教就会。

你们要想更聪明伶俐，就要护好自己的鼻子。鼻窍如果堵塞了，那么这个人的智力也会相对下降。

还有一个专门治疗鼻炎的苍耳子散，我们也经常使用。只要受风感冒以后鼻流涕、鼻塞，用四逆散加苍耳子散，苍耳子、辛夷花、白芷、薄荷，如果流的是黄涕，加金银花、黄芩；如果流的是清涕，加细辛、干姜。

婉婷昨天画了一幅画，那幅画画得很有味道，表达了两个方面，一是脑子要志在山巅，二是双腿要前行不能闲，不能停下来。

我把老师和学生比作什么呢？我把老师比作船长，把学生比作水手。船长的责任是瞄准方向，要掌舵。以前的红花会领袖就称为总舵主，意思是掌舵方向，拼命在水里划的称为水手。

认准方向，再加上紧跟不放，就可以达到目标。

方向不要错,努力不能停,那么你们每个人将来都会成为出色的人,都不会被看不起。

续随子又叫千金子,续随子辛温,且有毒。它这种毒呢,可以以毒攻毒,专治恶疮蛊毒。如身上长一些恶疮瘀毒,臌胀,肝硬化腹水,或有严重的癣疾等,都可以用续随子。

瘀血阻滞,月经闭塞不行,一服用续随子,大小便都能通开来,还能排出瘀血,使月经通行。

但续随子不可过服,凡是通畅之力较强的药,不可以过量服用。就像推土机一样,过量用的话,一推下去,身体就会变得更虚。所以用猛药以后,后期要用山药、党参或黄芪来把体质养起来。

妇人月经闭塞,续随子配桃仁、红花、三棱、莪术。

你们来这里最重要的是学什么?

你们来这里老师可以教你们偏方,传你们秘诀,给你们书籍,但是这些老师都瞧不起。就像阿叔说要给我送几斤的姜来吃,我说不要,我要的话也不是拿来吃,而是拿来种,让它明年变成几百上千斤。

所以说给你一匹布啊，你要把它织出衣袜来；给你一个池塘，你要把它养出鱼虾来；给你一个亭台，你可以欣赏月亮的光环；给你一块菜地，像润雅一样，你可以种出油菜花。哈哈哈。

如果我只是从菜市场给你买十来斤的油菜，估计你三天就吃完了，但是如果给你一块菜地，你可以经营到一直都有油菜吃，还有多余的油菜可以送人。

做人呢，要找到根源，要做一个能"生"的人，不要做一个受别人"所生"的人。

什么叫能"生"？池塘、菜地这是能生的；什么是"所生"？鱼虾和种出来的菜是所生，它们属于池塘和菜地，是池塘和菜地所生出来的。

池塘和菜地是因，结出来的果实和鱼虾是果。所以达者修因，懵懂者受果。

所以最重要的就是我们要成为一个对世界社会有贡献的人，而不是贪图别人给予的人。我在余师那里学到的最重要的一句话就是，不要轻易接受他人的馈赠。

现在有很多人要给我送东西,像那天的红包,还有这些家具之类的等等。我说:新的东西你还能用不要给我,除非是旧的,而且用不了的,我这边能修,修好后放在农场,不然这些馈赠我是不会轻易接受的。

海桐皮苦,讲到海桐皮,不得不跟你们说,海桐皮这味药是佛山功夫世家里常用的跌打药。

佛山的功夫闻名天下,如黄飞鸿的佛山无影脚,还有佛山的咏春拳等。佛山的功夫很厉害,练功夫的人也非常多。

海桐皮味苦平、苦辛,能行气止痛,效果非常好。

如平时工作经常敲电脑、手机,导致肌腱炎、关节痛,就一味海桐皮煎水后熏手,熏完后再泡,两三次就好了。

劳损后伤及关节、痹痛者就可单用一味海桐皮,还有一些中老年人,进入冬天后四肢麻木痹痛,怎么办?用海桐皮煎水,然后熏手泡手。

霍乱者上吐下泻，久痢不止，可以用海桐皮。

海桐皮可以杀虫癣，还能治疗牙痛。

有虫牙，牙齿痛甚，可以用牙痛方，即单味海桐皮30~50克煎水，晾至温热，然后含在嘴里，或者漱口，片刻后就不痛了。还可以加鹤虱，亦可杀三虫。

好，今天就到这里，更多精彩在明天。

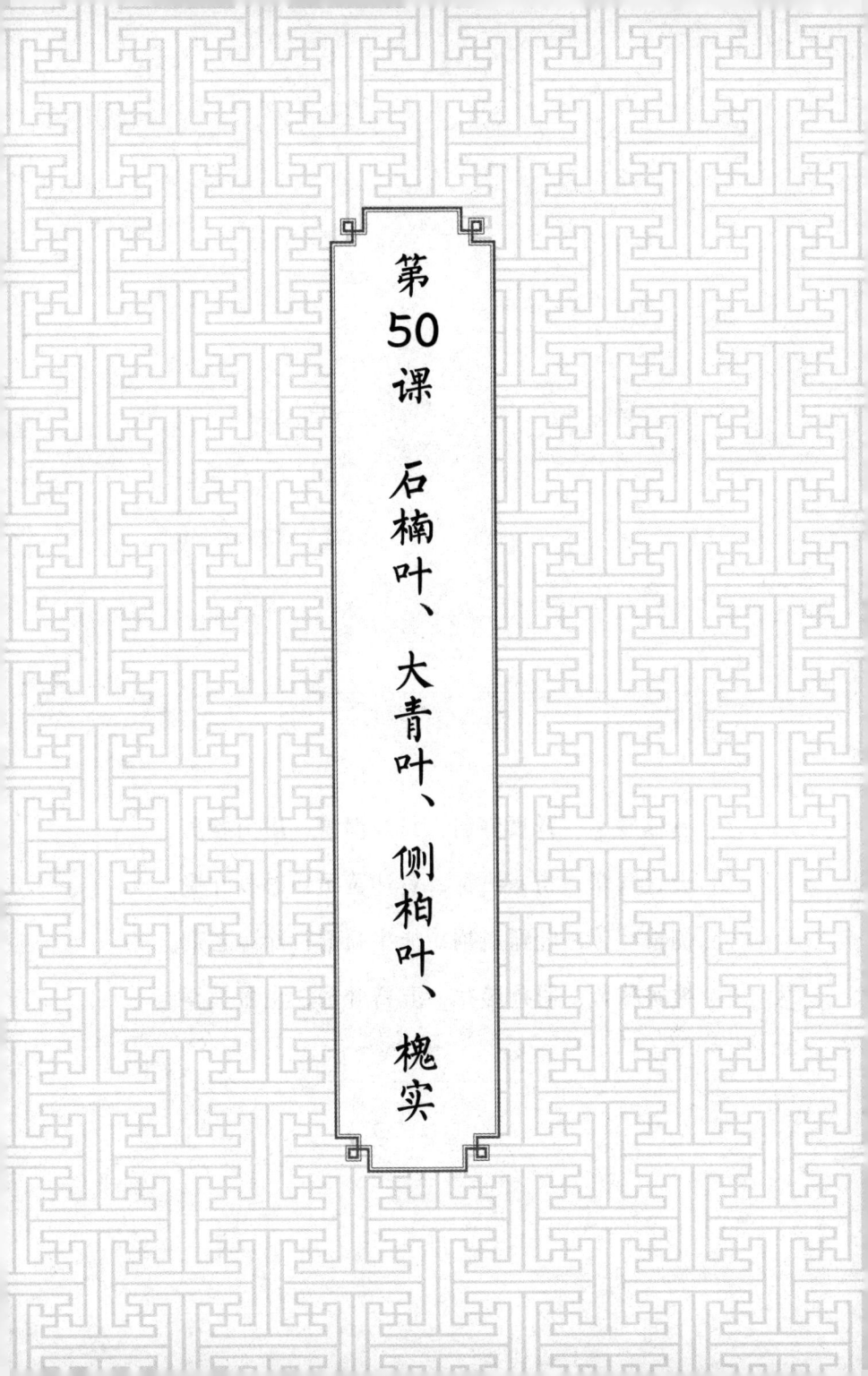

第50课 石楠叶、大青叶、侧柏叶、槐实

石楠藤辛，肾衰脚弱，风淫湿痹，堪为妙药。
大青气寒，伤寒热毒，黄汗黄疸，时疫宜服。
侧柏叶苦，吐衄崩痢，能生须眉，除湿之剂。
槐实味苦，阴疮湿痒，五痔肿痛，止血极莽。

12 月 24 日

　　　　晴

湖心亭公园

好！我们要开始今天的学习了。

昨天川仔上午习劳干活以后，躺在草丛里就睡着了。所以最好的床是什么？最好的床不是红木，也不是昂贵的家具，而是躺上去能睡一个好觉，做一个好梦。

我觉得人生啊，像很多患者他为什么会病苦？佛门讲求不得，意思是说你求某种东西而得不到，就会觉得很苦。

那应该如何了苦呢？与人无求，与世无争。

所以要想身体好，就要有淡泊的心态。昨天川仔跟我讲，他在这里心态淡泊下来了，躺在地上都可以睡得着。哈哈。

石楠叶辛，辛能够止痛，能够祛风湿。

石楠叶可治肾衰脚弱。记住肾衰以后腿脚走路没力，弱软软的，就用石楠叶、淫羊藿各30～50克，吃下去脚就会有力。

石楠叶、淫羊藿皆温肾阳之品，这两味药结合在一起，服用后腿脚力量就会变强。

我们看老年人走路时拄着拐杖，或者晚上睡觉容易抽筋，或者走路拖泥带水的，都是因为肾阳不够了。

心主上肢，肾主下肢。心阳不够，手部反应速度会减慢；肾阳不够，脚步会变得不灵活。

所以怎么办？石楠叶、淫羊藿这两味药加进去腿脚就会更好走。

石楠叶可治风淫湿痹，不管是风邪侵犯，还是在水湿里头泡久了，都可以用。

打鱼的安叔经常在水库那边捕鱼，常年在水里泡着，腿脚痹痛走不动路。

我说以后别去打鱼了，水湿太重了，而且目前你的生活还可以，多干些田活、体力活就行了，对脾胃也好，脾胃好湿气才会少。

我让他泡药酒，泡酒方里有四物汤、四君子汤，加上石楠叶、淫羊藿、枸杞子、杜仲，补气、补血、补精的药放在一起同时使用，这就是最好的八珍泡酒汤。

八珍汤或者十全大补汤加一些祛风湿的药，就可以治疗腿脚痹痛不适。

石楠叶治疗风湿痹痛能够称之为是妙药、要药，如突然间天气转冷，头被风吹着了，鼻塞不舒服，这种风湿是一时的，急者就用生姜、大枣、川芎、白芷、石楠叶，专治头风、头痛。

还有天气突然转变，腰部疼痛加重。好！用六味地黄丸加石楠叶、淫羊藿，服用后待冬至前后或者过年前后，痹痛就会减少很多。

患者的身体稍微有点不舒服，上乘的医生会懂得用一些汤药，外加练功、运动来疏通气血，让病痛消去。

如果医生和患者都察觉不到，后知后觉，等到病痛变得越来越大，再忍着忍着，像楼房一样出现裂缝，不及时修补，等裂缝越来越大塌下来再修就麻烦了。

下一味药看大青叶。讲到叶子，我要跟你们提一下读书的精神。

以前有一个书法家，没成名之前没钱买纸，后来他就去山里采柿子的叶子，在柿子叶上练字，结果终于成了大书法家。

一个没有纸的人，最后成为大书法家，有一句诗可以形容他，即"挥毫大泽龙蛇舞，采尽深山柿叶空"，意思是到河泽边去放羊放牛的时候，用树枝在水面上舞来舞去；为了写毛笔字，把山里的柿子树叶都采光了。哈哈，这才是真读书、真学习的精神。

有真心的人，不怕条件差，没真心的人呢，即便是给你宣纸垫着让你练，你都练不出好字来。

川仔说我们农场太简单了。我说这不叫太简单，不是普通的简单，而是超级简单，是至简。目的就是让你们能放下一切，专心读书。

谁要是有这种十年寒窗的精神，那么他将来必定可以出人头地！

大青叶性味寒凉，大青叶是什么？是板蓝根的叶子，所以大青叶可用于治疗伤寒热毒。

人受了寒以后郁在里面，咽喉疼痛。用一味大青叶30克煮水，可以兑点蜂蜜，一次下去咽喉就不痛了。大青叶治疗急性咽炎、扁桃体炎，效果非常棒！

大青叶可治疗黄汗黄疸。什么叫黄汗黄疸呢？就是身体里发出来的汗水是黄的，又黄又臭，身体皮肤也偏黄，白睛黄染。

这时就可以用大青叶，中医学认为黄色是什么色？是脾土之色，身黄、目黄是脾土之色外泄，同时肝气郁久以后会变萎黄。就像青草一样，青色属于肝，但是如果把青草割下来，丢在角落里，几天之后就会变黄。

肝郁热久，没有生机，就会变黄，所以治疗萎黄一是要疏肝解郁，二是要清黄解毒。

大青叶是叶子，枝叶多发散能解郁，而且性味寒凉，又能够解毒。一味药同时具备解郁、解毒两种功能。

我们把大青叶跟茵陈配在一起使用，那患者手发黄，脸发黄的，吃下去后黄浊就会退下来。

大青叶时疫宜服，就是说流行性感冒或热毒性感冒严重的，皮下都会出血，用大青叶最好。

所以热毒瘟疫，选用大青叶。

好！我们再看。金宝在进龙山搬书的时候，惊叹书架全部是由泥砖构成的。我医好的患者，也说要给我送书架，要给我焊不锈钢书架。

我说：我不需要，我这里不是放书架的，而是放书的。我宁愿花更多的时间去读书，也不愿花一点时间在搞书架上，我宁愿花更多的金钱去买书，也不会把钱浪费在买书架上。

我们要无限地重视实质，把一些形式上的东西像剥花生壳那样剥掉，剩下的那种种仁的东西，才是最好的。

我收学生啊，不在乎你学历高低，不在乎你年纪老幼，也不在乎你富贵贫穷。最重要的一点就是，你会不会为了学习而把其他的东西都放下，就为了学好中医，把其他一切都放下。

如果有这颗心的话,你就是上乘弟子。其他东西都干扰不了你,只要是为了学好中医知识,废寝忘食也可以。

昨天阿叔说要搬新房,家里以前的旧家具就不用了,随时就会丢掉或者烧掉,今天我一看已经到中午该吃饭,我吃饭可以放下,得赶紧把家具拉到农场来。

你看中这件事,你就能做成。有些人说那么大的长沙发,你一个人才一辆小自行车怎么能拉得动,结果还真让我拉走了。

侧柏叶苦,可凉血止血,专用于血热出血,血热后哪里会出血?鼻子流血,甚至咳痰带血、便中带血、尿血或者崩漏等。

侧柏叶可治吐衄崩痢。吐血、鼻子出血、崩漏,还有痢疾出血,都可以用侧柏叶凉血止血。

鼻子出血很简单,侧柏叶加槐花打成粉吹到鼻子里,鼻衄就会止住。很多小孩子都会流鼻血,我们可以专门做一个吹鼻散,吹下去鼻血就止住。

还有便血,老年人痔疮出血、便血,将侧柏

叶炼成丸药吃下去，可以止住便血。

还有尿血，经常干体力活，或久坐电脑旁的人，容易患有膀胱炎、尿道炎，严重者会尿血，这个好办，用侧柏叶、白茅根、车前子，一服下去尿血就随之而止。

还有一种呢，就是皮肤下有星星点点的出血，甚至发高热的，就用五味药。哪五味药呢？新鲜的生地黄、新鲜的荷叶、新鲜的艾叶、新鲜的白茅根，再加侧柏叶，就可以治疗发热后皮下出血。

你们以前都听过，有一种很厉害的马叫汗血宝马，跑千里过后马发出来的汗都是带血的。

中医学认为汗血同源，一个人热到极处了，出汗严重，毛细血管都破裂了流出血来，这时就可以用四仙汤。

还有一种出血，身体表面被烧伤导致出血，将侧柏叶打成粉撒上去，血就会止住。

侧柏叶还有一个很重要的功效，现在很多人压力大，出现了"鬼剃头"，什么叫"鬼剃头"？就是说你的头发啊，这边掉一块，那边掉一块，好像晚上被鬼剃走一样，叫鬼剃头。

这种情况可先用生姜将局部没有头发的头皮，使劲地擦热，然后再将新鲜的侧柏叶打成汁涂在上面。

天地之间，只有松柏最有耐力，所以祝贺一个人长寿时，就说松柏延年，将松树和柏树的叶子打烂搅成汁滴在头发上，头发就能延长寿命。

松柏经霜而不凋，所以人就用松叶跟侧柏叶打汁外涂治疗脱发。但是脱发的根本还是在于机体五脏失调，我们要找出根源，有针对性地调理，效果会更好。

侧柏叶能生须眉，乃除湿之剂，可以除湿。

上次有一个小伙子,他在跟我学医的时候啊，嘴里哼唱着周杰伦的歌，我说：我听都听不懂，你居然能够唱出来。

他说：刚开始我也听不懂。

我说：那你为什么现在能听懂了呢？

他说：没什么，我就是多听，一直听。

我说：这就对了，你要用听周杰伦的歌的精

神来学习《药性赋》,来学医学。你刚开始可能不懂的,最后通通都会懂。那么难的歌曲你都能听得懂,何况是这么容易的医学。哈哈。

他听了后也笑了,现在他自己也能够开方,能够治病了。所以刚开始不懂的歌,后来懂了,是因为听多了。刚开始不懂的医学知识,一直听医学课程和讲座,听多了也会懂。

所以哪有什么聪明不聪明,就是多听、多练、多学。而且这种听啊,有些人说我听一辈子都不懂,那是因为你不是真的喜欢这件事情,没有尽全力去听。

你不喜欢听的,那就叫噪音。你喜欢听的叫天籁。同样,春天、夏天的时候鸟语花香,有鸟在叫,有虫在叫,有人说吵死了,有人说真好听,这就是区别。

这就取决于你是什么心态,如果谁能够把这句话取回去,那么家里的孩子教起来就会很简单,一切没困难!包括你读书、做生意,一切都没困难,除非不喜欢!

多听难变易，不听易变难！很多难的东西呀，比如医学，你听多了也就变得很简单；又比如养生，你们过来多听几次，也可以变成养生家。只要你喜欢，就能做成。

槐实味苦，槐树的果实是苦的，可治疗阴疮湿痒。它最擅长治疗妇人或者男子阴部周围长的疮和湿痒。

槐实、白鲜皮、地肤子、苦参、百部这几味药搭在一起煮水外洗，疮痒就会被洗干净。很有名的妇炎洁的配方里就有艾叶、苦参、百部之类的药。

槐实可治五痔肿痛，痔疮肿痛，不管是外痔、内痔还是混合痔，重者脱肛等，都可用槐实煎水来洗，还有较强的止血作用。

槐实有一个特点，能够降肝火，也就是说高血压合并有痔疮的用后效果非常好。槐实配地榆，能降血压，又能平痔疮，对于尿血、便血都可以用。

好，我们今天就到这里，更多精彩在明天！

方药集锦

1. 更年期综合征

四逆散、甘麦大枣汤、百合地黄汤。

2. 干咳带血

百合煲汤喝。

3. 虚劳肺痿

百合固金汤(生地黄、熟地黄、白芍、桔梗、甘草、玄参、贝母、麦冬、百合)。

4. 夜晚瘙痒

百合 20 克，山药 60 克，煲汤吃。

5. 手僵痛

蠲痹汤（羌活、独活、桂枝、秦艽、海风藤、桑枝、当归、川芎、乳香、木香、甘草），加黄芪、党参。

6. 食积发热

秦艽配合槟榔、鸡内金、使君子。

7. 骨蒸劳热

秦艽鳖甲汤（秦艽、鳖甲、地骨皮、柴胡、青蒿、当归、知母、乌梅）。

8. 脸色发黄

四君子、秦艽、栀子、茵陈、金钱草。

9. 咳嗽带呕

旋覆花、半夏、生姜。

10. 呃逆

旋覆代赭汤（旋覆花、人参、赭石、炙甘草、半夏、生姜、大枣)。

11. 肺热咳嗽

桑白皮、地骨皮、甘草、山药。

12. 肌肤浮肿

桑白皮、茯苓皮、大腹皮、生姜皮、陈皮。

13. 风寒喘咳

杏苏散（杏仁、紫苏叶、陈皮、半夏、茯苓、甘草、桔梗、大枣)。

14. 老人便秘

火麻仁、杏仁、芝麻。

15. 急性咽痛、难入睡

乌梅加糖煮水喝。

16. 崩漏

乌梅烧灰研末，煮乌梅汤送服。

17. 咽干口燥

天花粉、芦根、白茅根、知母煮水喝。

18. 消渴

天花粉、葛根、山药、五味子、苍术、玄参。

19. 排脓消毒

仙方活命饮（金银花、防风、白芷、当归尾、陈皮、甘草、赤芍、贝母、天花粉、乳香、没药、穿山甲、皂角刺）。

20. 燥咳

麦冬、天冬、生地黄、白芍、秦艽、天花粉。

21. 痰热结胸

小陷胸汤（黄连、半夏、瓜蒌）。

22. 润通大便

杏仁、瓜蒌仁、火麻仁。

23. 肝热眼痒

密蒙花、菊花、白蒺藜、木贼、羌活、石决明。

24. 飞蚊症

枸杞子、青葙子、密蒙花。

25. 血虚目痛

枸杞子、菟丝子、桑椹子、密蒙花、夏枯草、桑叶、菊花。

26. 痒痛目赤

金银花、菊花。

27. 流泪

菊花、枸杞子、蒲公英。

28. 大便难

四逆散加火麻仁、决明子、莱菔子。

29. 高血压目红赤

决明子配蒲公英。

30. 迎风流泪

决明子、荆芥、防风。

31. 高热抽搐

羚羊角粉（代）。

32. 眼三药

白木公（白蒺藜、木贼、蒲公英各30克）。

33. 神消散

治疗眼内黄膜上冲，赤膜下垂。

黄芩、蝉蜕、甘草、木贼各15克，谷精草、苍术各30克，蛇蜕（炒）3条。

上药研末。每服6克，夜卧时用冷水调下。

34. 熬夜眼红痒

六味地黄丸加木贼、蒲公英、白蒺藜、蝉蜕、蔓荆子、青葙子。

35. 劳嗽骨蒸

青蒿鳖甲汤（青蒿、鳖甲、知母、生地黄、牡丹皮）。

36. 肝硬肿

四逆散，加三棱、莪术、鳖甲、皂角刺。

37. 腰四药

杜仲、桑寄生、川续断、川牛膝。

38. 安胎

寿胎丸（桑寄生、菟丝子、续断、阿胶）。

39. 骨头隐痛

补中益气汤，加桑寄生、续断、枸杞子、巴戟天、肉苁蓉。

40. 腰痛

独活寄生丸（独活、桑寄生、秦艽、防风、细辛、川芎、当归、熟地黄、白芍、桂枝、茯苓、杜仲、川牛膝、人参、甘草）。

41. 气虚便难

补中益气汤，加火麻仁50克，制首乌30克。

42. 咽痛

山豆根、锦灯笼、胖大海、射干、板蓝根。

43. 补血通经

单味益母草加红糖一起熬膏服用。

44. 产后恶露

完带汤（苍术、白术、陈皮、人参、甘草、车前子、柴胡、白芍、淮山、荆芥穗），加益母草。

完带汤中二术陈，人参甘草车前仁。
柴芍淮山黑芥穗，化湿止带此方能。

45. 外伤肿胀

桃红四物汤（桃仁、红花、川芎、当归、白芍、熟地黄），加益母草、泽兰。

46. 痈疮爆起

益母草捣烂外敷。

47. 血热长斑

紫草、蝉蜕、木通、赤芍、甘草。

48. 青春痘（凸出皮肤表面）

仙方活命饮（金银花、防风、白芷、当归尾、陈皮、甘草、赤芍、贝母、天花粉、乳香、没药、穿山甲、皂角刺），加紫草30克。

49. 痛经
凌霄花、益母草煮水，兑少量酒服用。

50. 子宫肌瘤
少腹逐瘀汤、桂枝茯苓丸加凌霄花。

少腹逐瘀汤：小茴香、炒干姜、延胡索、五灵脂、没药、川芎、当归尾、蒲黄、官桂、赤芍药。

桂枝茯苓丸：桂枝、茯苓、牡丹皮、赤芍、桃仁。

51. 皮肤瘙痒
地肤子、白鲜皮。

52. 阴道炎、尿路感染
完带汤加地肤子、白鲜皮、苦参。

53. 小驱虫汤
槟榔、楝根皮。

54. 皮肤痒

楝根皮煮水外洗。

55. 骨质增生

楝根皮打粉炒鸡蛋吃。

56. 痔疮

椿根白皮研成粉末，调醋为丸。

57. 撞伤脚肿

桃红四物汤加泽兰、益母草、续断、骨碎补。

58. 产后尿闭

黄芪 100 克，泽兰 20～30 克。

59. 痛经

泽兰、当归、芍药、熟地黄、益母草、牛膝、柏子仁。

60. 气闭

通关散（猪牙皂、鹅不食草、细辛）吹鼻。

61. 虫积

芜荑打成粉末，用米汤送服。或清晨以稀粥送服雷丸粉末 2～3 克。

62. 痔疮肛瘘

芜荑、马齿苋、蒲公英捣烂外敷。

63. 痰多

二陈汤（陈皮、半夏、茯苓、甘草），加雷丸、全瓜蒌、皂角刺、莱菔子。

64. 眼花耳聋、记忆力下降

桑麻丸，即桑叶、胡麻仁打成粉，用白蜜炼成丸。

65. 郁火失眠

四逆散加鼻三药（苍耳子、辛夷花、石菖蒲），再加荆芥、防风。

66. 鼻炎四药

苍耳子、辛夷花、薄荷、白芷。

67. 瘙痒

四物汤加苍耳子、荆芥、防风、丹参、石菖蒲、艾叶、苦参。

68. 烂眼

蕤仁、杏仁捣成粉末煮水洗眼。

69. 胬肉

桑叶、夏枯草、菊花、芒硝煮水洗眼。

70. 老人流泪

补中益气汤加蕤仁、蔓荆子、菊花、枸杞子。

71. 怕光羞明

夏枯草、桑叶、菊花煮水洗眼。或枸杞子泡水喝。

72. 目珠痛

青葙子、桑叶、菊花、木贼草。

73. 心烦入睡难

莲子芯泡水，睡前饮用一小杯。

74. 眼睛赤障

青葙子煮水,外洗可以明目,内服可除障翳。

75. 头面七窍风火痛

谷精草、木贼草、蒲公英煮水。

76. 耳朵痛

决明子、谷精草、青葙子。

77. 口咽疮痛

谷精草配石菖蒲。

78. 翳障

蔓荆子、白蒺藜、木贼草、大黄,虚者加黄芪、枸杞子。

79. 产后血虚发热

白薇汤(人参、当归、白薇、甘草)。

80. 结石

白薇、金钱草、蜂蜜熬水喝,再配合徒步穿越。

81. 节气之交胸闷

服用保心丸。

82. 痈疽发背

白蔹研成粉末，水调敷于患处。

83. 小儿疟疾惊痫

青蒿鳖甲汤或小柴胡汤，加白蔹。

84. 阴道炎

白蔹散（白蔹、白及、络石藤）外洗或外敷。

85. 疟疾

青蒿搅碎以后榨出汁来服用，记住不要煎煮，煎煮后药力减弱或消失。

86. 虚热盗汗

青蒿加童便熬成膏。

87. 骨蒸发热

青蒿鳖甲汤加四逆散。

88. 高热初起

三根汤（芦根、白茅根、葛根）。

89. 热燥流鼻血

栀子、白茅根。

90. 咳痰带血

枇杷叶、大蓟、小蓟。

91. 肾炎尿血

黄芪、大蓟、小蓟。

92. 割伤出血

大蓟、小蓟捣烂外敷。

93. 咳吐黄痰

枇杷叶煎水兑点蜂蜜下去。

94. 降胃热三药

枇杷叶、芦根、竹茹。

95. 喉痹痛

射干鲜品捣汁咽下。

96. 口臭

射干配竹茹。

97. 喉肿

射干、升麻、马勃、芒硝。

98. 经行不畅

少腹逐瘀汤加鬼箭羽。

99. 腹中瘀血

鬼箭羽、红花、当归各30克研末，每次用10克加酒一起煎服。

100. 瘰疬瘿瘤

夏枯草、玄参、贝母、牡蛎，加四逆散，可以消瘰结，解肝郁。

101. 眼目胀痛

夏枯草、桑叶、菊花。

102. 肝囊肿

夏枯草、海藻、昆布、玄参。

103. 溃烂

夏枯草熬膏，部分内服，部分外涂患处，可以拔毒。

104. 气火胀痛

夏枯草30~50克熬水喝。

105. 癥瘕血闭

一味卷柏30~50克煮水，能破血逐瘀。

106. 月经愆期

马鞭草、卷柏、益母草，加少腹逐瘀汤。

107. 瘀血肿痛

桃红四物汤、马鞭草。

108. 疮痈肿痛

马鞭草300~500克，配合蒲公英、马齿苋等捣烂外敷，能活血解毒。

109. 牙痛

鹤虱加醋煎服。

110. 热毒痢

新鲜白头翁30～50克，浓煎服用。

111. 湿热痢疾

白头翁、黄连、黄柏、秦皮。

112. 霉菌性阴道炎

完带汤加白头翁、火炭母、败酱草。

113. 年老体衰

二至丸加六味地黄丸。

114. 燥火

女贞子、墨旱莲。

115. 阴虚偏头痛

二至丸、六味地黄丸加四逆散。

116. 须发皆白

墨旱莲加黑芝麻、桑椹子、枸杞子。

117. 割伤出血

墨旱莲捣烂外敷，配白花臭草效果非常好。

118. 天热尿血

新鲜墨旱莲加新鲜车前草，捣烂以后榨出汁来，呈墨绿色，喝下去尿血就会止住。

119. 甲亢咽痛

四逆散加消瘰丸（玄参、贝母、牡蛎），再加威灵仙、白英、青皮、山慈菇、射干、马勃。

120. 疔肿

山慈菇捣烂外敷。

121. 蛇咬伤

山慈菇配蚤休（七叶一枝花）泡酒，称为蛇药酒。

122. 小便不利

榆白皮磨成粉，熬粥服用，治疗小便不利，身体肿满。

123. 痈疽发背

新鲜榆白皮捣烂过后，加香油调敷，可以拔

疮痈之毒。

124. 偏头痛（生气后加重）

钩藤、薄荷、蝉蜕各 5 克。

125. 高热抽搐

钩藤煮水送服羚羊角粉。

126. 肝火大头晕目眩

钩藤、菊花、决明子、夏枯草。

127. 高血压

丹参 50 克，穿破石 80 克，豨莶草 30 克。

128. 风湿痹证

豨莶草拌酒一起蒸熟，或者加蜂蜜炼制成丸。

129. 气虚脸麻

补中益气汤加豨莶草。

130. 湿疮

豨莶草、苍耳子、地肤子、白鲜皮、白蒺藜，再结合情况辨证用药，湿疮就会退掉，非常好用。

131. 头痛

前额痛者，辛夷花加白芷。

偏头痛者，辛夷花加川芎。

后头痛者，辛夷花加羌活。

巅顶痛，辛夷花加藁本或蔓荆子。

132. 鼻炎

四逆散加苍耳子散（苍耳子、辛夷花、白芷、薄荷）。流黄涕者，加金银花、黄芩；流清涕者，加细辛、干姜。

133. 月经闭塞

续随子加桃仁、红花、三棱、莪术。

134. 肌腱炎

海桐皮煎水熏洗患处。

135. 牙痛

海桐皮30~50克煎水，漱口。

136. 肾衰脚弱

石楠叶、淫羊藿各 30~50 克。

137. 腿脚痹痛

四物汤、四君子汤，加石楠叶、淫羊藿、枸杞子、杜仲，有补气、补血、补精之功，是最好的八珍泡酒汤。

138. 急性扁桃体炎

一味大青叶 30 克煮水，可以兑点蜂蜜，一次下去咽喉就不痛了。

139. 鼻子出血

侧柏叶、槐花打成粉吹鼻，鼻出血就会止住。

140. 尿血

侧柏叶、白茅根、车前子。

141. 高热皮下出血

新鲜生地黄、新鲜荷叶、新鲜艾叶、新鲜白茅根，再加侧柏叶。

142. 脱发

松叶加侧柏叶打汁局部外涂，治疗脱发。

143. 疮痒

槐实、白鲜皮、地肤子、苦参、百部煮水外洗。

精彩回顾

1. 五脏六腑、四肢经络在气血水充满的时候，会自动推陈出新。

2. 癌细胞只有一小团，人身体的正常细胞一大堆，你如果专心团结去做一件事情，整团细胞一冲过去，癌细胞就像狮子被群牛踩扁一样。

3. 最怕你分心，最怕你乱想。

4. 有浩然之气，团结一致，百病不侵！

5. 能够把精神融入产品，这就是百年企业的精神。

6. 千里马眼中只有目标，不用鞭笞也会跑，周遭的诱惑干扰不了它，不达目的不罢休。

7. 千里马精神告诉我们，要把目标设立的高一点、远一点，周遭的诱惑才不会轻易干扰你。

8. 易涨易退山溪水，易反易复小人心。

9. 人的心胸不能像溪水上上下下，要像大海一样不增不减。

10. 大海的水量不管抽掉多少它还是那么多，注入多少也还是那么多，水位线始终保持平稳。这就叫海量。

11. 饭后百步走，定能至高寿。

12. 熬夜漏的是精神，多话漏的是气血。

13. 久视伤血，要少看手机。

14. 一个人想要脾胃好要少说话，因为多言耗气。

15. 人体的孔窍也是漏精气神的地方，如果能够守住，少听是非，少看是非，少传是非，精神自会饱满。

16. 知母贝母款冬花，专治咳嗽一把抓。

17. 少动心脑，多动手脚，少用手机，多进田地。

18. 学医要闯五关：懒关要用勤来闯，懦关要用勇气来打破，名关要用一个"舍"字，利关要用一个"放"来破，死关要用利他闯。

19. 修炼一份平和的容天容地的心。

20. 诸子皆降唯苍耳蔓荆独升，诸花皆升为旋覆独降。

21. 垂头丧气走，身体越走越差。大步流星走，可以疏肝解郁。

22. 焦虑的人要闲庭信步，火燥的人要安步当车，粗鲁的人如履薄冰，脑子停不下来要负重穿行，抑郁要大步流星。

23. 走得大步流星的一般肝气比较旺；走得拖泥带水的，一般脾比较湿；走得很轻快的，一般心中喜悦；走得有气无力的，一般肾虚；走得前倾的一般是心急；走得后仰，一般是腰部湿气重；走得弯来斜去的，一般体内阴阳不平衡，不够中正平稳。

24. 孩子不需要刻意养生，只要不伤身就行。

25. 没有人能气得了你，是你自己气量不够大。

26. 人的耐力源于肾，人的爆发力起于心。

27. 练好耐力就是固肾，练好灵活性、爆发力，那就是强心。

28. 虫得酸则静，得苦则下，得辛则伏。

29. 心气强的人愿望可以发得很大，所以天马行空的人，一般心脏很好。

30. 肾精足的人，做事情善于坚持，耐力好。

31. 肝气旺的人，做事情雷厉风行、果断、毫不犹豫。

32. 后劲不足，是肾精不够的表现。

33. 眉头皱，撅嘴都要通过适当补气来解郁。

34. 人的心脏强大，可以成为领导。

35. 肝脏养好了，肝者干将也。所以果决雷厉风行，能够做一个好的干事。

36. 脾胃养好，可以成为一个平和的人。

37. 肺养好，做事有魄力，能一马当先。

38. 肾脏养好,可以做一些精细的事情,灵感多。

39. 肾像井，心像泵水机，肾水足，心脏强，自然有源源不断的动力。

40. 不一定要聪明绝顶，但一定要是你最喜爱的。

41. 睡好觉早起干活叫勤劳，睡不好觉早起干活叫劳损。

42. 疲劳了还剧烈运动，那是在伤身体，不是在锻炼。

43. 蒲公英主目珠痛，决明子主便秘不通。

44. 老翁八十目不瞑，日书蝇头夜点星。并非天生好视力，只缘常年食决明。

45. 火气大就问题大，火气小问题小。

46. 钻研的精神就是钉子的精神。

47. 一个人他如果经不得千锤百炼，那他没办法勇猛精进！

48. 犀角解乎心热，羚羊清乎肺肝。

49. 人是万物之灵，他应该能享万物之福。

50. 牛羊平静必须有，雄鹰自在不可无。

51. 精少则病，精尽则亡。不可不思，不可不慎！

52. 家里一着火,财物会毁之一空。肝一发怒，血会被耗干。

53. 有形之火烧万贯家财，无形之火烧气血精神。

54. 脾主思，所以思虑过度、当断不断的人容易疲倦。

55. 思则气结。思虑过度，眉头一皱，那经脉打结、气血瘀阻。

56. 煎炸烧烤会消耗大量的肾水。

57. 没什么，别没精神；有什么，别有毛病。

58. 龟甲有一个很重要的作用是治疗健忘。

59. 要如龟寿长，生命在静养。要有牛马壮，营养在吃草。

60. 跑得要像兔子快，跑得还要像乌龟耐。

61. 心脏好的人心平气和。肺脏好的人宠辱不惊。肝脏好的人果断、勇敢。脾脏好的人任劳任怨。肾脏好的人持之以恒。

62. 五脏就是你的命运，所以别抱怨外在，要练壮你们的五脏。

63. 我们平时看似在干活，其实是在练五脏。

64. 千思万想，不如专心一干。

65. 任何一个行业发展到最后，它都会走向教育，通向制造人才，行业的顶端不是登峰造极，而是制造出更多的人才。

66. 做一两次好事不一定立马就有好报，但是持续地做好事，好报一定不会缺少。

67. 血不利则为水，血液循环不利索，局部就会水肿。

68. 人怕病魔，病魔怕气魄。

69. 有魄力的人，大病加身照样可以活得绘声绘色。

70. 有魄力老虎都躲着你，没魄力鸡也来啄死你。

71. 钝铁要炼成钢，不一定需要大锅炉，可能一个小作坊就可以完成，人身体要练强，不一定要到大深山、大道场。

72. 卧牛之地，只要你肯练，身体就可以变得超强。

73. 酸味药有三大功用：酸能静，酸涩收敛涤污脓，酸甘化阴。

74. 冬天的两个健康标准：口中总有津液，脚底总是暖洋洋。

75. 心脑要贵养，手脚要贱养。

76. 头要冷，脚要暖，三餐常服七分饱，这也是水火既济的表现。

77. 踢腿时把心放在腿上，把神放松，踢出去，这叫踢腿，如果你使劲地折磨腿，那叫毁腿。

78. 得到心法，就可以成为宗师，得到招法，只能成为普通的老师。宗师可以培养千千万万的老师，老师只能带好几个学生而已。

79. 地肤子利膀胱，可洗皮肤之风。

80. 水一利走，热就随之而走。

81. 上火不一定要喝祛火药，可以喝点利水利尿的药，在祛火药中加适量利水的地肤子、车前子，火气会下得很快。

82. 当你身体一边功能差的时候，不是不能锻炼，是要用你另外一边功能好的，练出气血来，然后让健侧去温暖患侧。

83. 不搓不磨不能成佛。

84. 人体的跌伤，就像意外交通事故一样，先疏通，再大家赔钱补一补，问题就搞定了。

85. 子欲不死修昆仑，双手摩擦常在面。

86. 运动要动到筋骨里头去，叫劳其筋骨。

87. 老农讲深耕胜施肥，人体也是深呼吸胜吃补。

88. 小健康靠小徒步就可以，大健康必须要靠负重、穿越、干活、大扫除。

89. 要想身体好，饭后常摩腹。

90. 体力好，远路就是近路，体力差，近路就是远路。

91. 富在时间，时间就是金钱。

92. 中老年人治病，补中益气为主。

93. 这时代眼睛伤害程度比任何一个时代都要严重。

94. 如果你力不够，就算拿着小木棒也觉得很沉重，所以千练万练体魄当先。

95. 苦入心，苦还能够清心安神。

96. 谷精子好，决明子好，不熬夜最好。

97. 枸杞子好，青葙子好，能淡泊最好。

98. 不淡泊的人，目光不长远，不长远的就容易近视。

99. 视力好不如眼界高，眼界高更重要。

100. 功夫高，也要眼力好。

101. 人的心脏动力主要来自于太阳。

102. 万物生长靠太阳，人离太阳越远，心脏就越差。

103. 节气之交一定要用活血化瘀法、芳香开窍法。

104. 阳不入阴，睡不着，降火没有用，把脚搓暖就能睡着了，这叫阳入阴，水火既济。

105. 一个人学不学得好，不仅考验聪明才智，更考验他的态度！

106. 同行之间、同水平之间的交流，其实就是不流。就是说很表浅的交流占多数。

107. 下人不深，不得其真。

108. 你对人的态度放得不够谦卑，你就得不到他的真东西。

109. 一切法、一切好的东西从重视中求，轻视了就等于没有。

110. 学好一个人的东西，最重要的就是重视重视再重视。

111. 看书相对肤浅，抄书的人是很厉害的。

112. 光明大道你不走，就会变成死路。羊肠小道你敢闯啊，也会有活路。

113. 天底下最可怕的不是癌症、绝症，是什么？是孬种，没有勇气。

114. 一个人不胆大，他碰到困难就会怕！一个人不小心，他就会在阴沟里翻船。所以胆大跟小心就是治病的良方。

115. 雄心壮志就是无上良药。

116. 有孔能利水，有刺能穿破，有浆可拔毒，有毛可祛风。

117. 有孔的药就能利水、能祛风湿。

118. 草木中空善治风，对枝对叶能治红；叶边有刺皆消肿，叶中有浆拔毒功。

119. 人修学时真的进入状态，粗茶淡饭一天一顿或两顿都很香！

120. 你们想要命好，又不想努力，世间没有这种事情。

121. 勤劳不觉冷，懒惰冻死人。

122. 学东西呀，最怕的就是学了百招而不练，最厉害的就是学一招就练一招。

123. 找水要找水源，学习要学圣贤。

124. 飞蛾扑火的精神是很勇猛的，但是你如果方向不对，就全功尽废。

125. 精进可以，但是精进没有智慧，没有方向，就是死路一条。

126. 广厦千间供人看，一觉安眠自受用。

127. 睡觉求的是个人的体会，而不是他人的眼光。

128. 真心可以跨越一切障碍，不真心的即使是在对面也好像是天边。

129. 上等马，你的鞭子刚摇起来，还没打下去，它看到影子立马就跑。

130. 世界上最怕的是什么？最怕的是资质低又不听话的人。

131. 身体差的时候要小动或者少动，多养静，先养其真，再练其性。

132. 人的中气足，锻炼起来就不累。

133. 血水气不足，不可强练，强练反伤身体。

134. 我觉得你若真喜欢锻炼，千里万里都有阳光，你如果不喜欢锻炼，十里八里都有硬伤。

135. 肯付出了，就会有好睡眠。

136. 表扬像润滑油，越润越有味道而且越省力。

137. 批评像磨刀石，越磨刀越利。

138. 要把别人的批评当作磨刀石，放到我们的刀的两侧来，刀就会越来越锋利。

139. 把刀片取出来磨一磨，就会越来越锋利，就像批评一样，虽然很苦，听的时候很苦，磨的时候很苦，但磨过后很锋利。

140. 孩子干活读书，会读伤干伤。读出病来的、工作出病来的，都是因为缺乏鼓励。

141. 自我鼓励和他人鼓励都很重要，最重要的还是要自我鼓励。

142. 凡事反归到自己体魄上的人，都是有本事的人；凡事怪怨外在条件不足的人，是没能力的人，所以你们要学会转换思维。

143. 把所有的事都当作是去旅游放松，这样即使是干一些粗糙的活，你都会很快乐。

144. 想要身体好，就要做你喜欢做的事，并把它做到极致。

145. 脂肪肝的根源就是肝受委屈、抑郁或经常发火，导致肝的功能乱了。脂肪肝不是拼命去消脂肪，而是要疏肝。

146. 受很多委屈的时候，你通通都放下，通通都穿透出去。

147. 我有良种一枝，不怕杨桃酸的，只要无缝对接，就能结出甜的。

148. 手中能写，肩上能扛，双腿能跑，大脑能静悄悄睡个好觉，胃口大得不得了，我们就要练成这种人。

149. 有藤善祛风，有藤善通络。

150. 解锁要耐心，治病要细心。

151. 紧张性头痛，必须要放松。

152. 鼻窍如果堵塞了，那么这个人的智力绝对会下降。

153. 一个人的脑子要志在山巅，双腿要前行不能闲。

154. 认准方向，加上紧跟不放，就可以达到目标。

155. 做人要找到根源，要做一个能"生"的人，不要做一个受别人"所生"的人。

156. 最重要的就是你要成为一个对这个世界有贡献的人，而不是贪图别人给予的人。

157. 不要轻易接受他人的馈赠。

158. 最好的床不是红木，也不是高昂的家具，而是躺上去能睡一个好觉，做一个好梦。

159. 那如何了苦呢？与人无求，与世无争。

160. 心主上肢，肾主下肢。

161. 无限的重视实质，把形式的东西像剥花生壳那样剥掉。剩下那种种仁的东西，才是最好的。

162. 读书做生意一切都没困难,除非不喜欢!

163. 万法本静人自闹。

164. 谁要是有这种十年寒窗的精神,那么他将来必定可以出人头地!

165. 挥毫大泽龙蛇舞,采尽深山柿叶空。

后 记

　　一位阿姨浑身是病，高血压、高血糖、腰膝痛、手麻痹……

　　我告诉她，你这是缺乏运动，并跟她讲了徒步的好处。

　　她坚持走了一周，发现饭吃多一碗也不觉撑，能睡着觉，心情舒畅，身体的疼痛随之减轻。

　　于是，阿姨便爱上了走路，不管是刮风下雨，还是晴天热晒，只要有空就出去走，一天不走都闷得慌。

　　她告诉我，已经丢掉了很多药，这样走下去，自信能活过一百岁!

要长寿健康很难吗?不难!不信,走着瞧!

《〈药性歌括四百味〉白话讲记④》已经完成,敬请期待下一部。